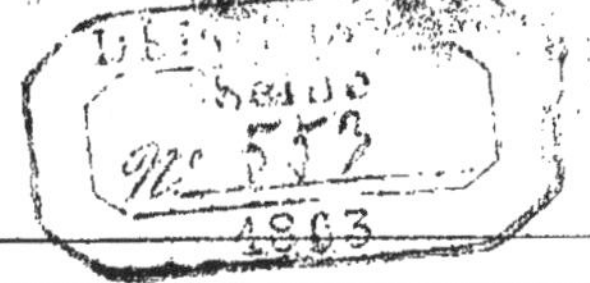

DE LA

GLYCÉRINE

DE SES APPLICATIONS

A LA CHIRURGIE ET A LA MÉDECINE

PAR

M. DEMARQUAY

Chirurgien de la Maison municipale de santé, du Conseil d'Etat,
Membre de la Société de chirurgie, de la Société médicale d'émulation,
Correspondant des Académies de médecine de Turin et de Stockholm,
des Sociétés de médecine de Vienne, Berlin, Lisbonne, Genève, etc.,
Chevalier de la Légion d'honneur, de l'Ordre d'Isabelle la Catholique,
et de la Conception de Portugal.

PARIS

P. ASSELIN, GENDRE ET SUCCESSEUR DE **LABÉ**,

LIBRAIRE DE LA FACULTÉ DE MÉDECINE,

Place de l'Ecole-de-Médecine.

1863

DE LA GLYCÉRINE

DE SES APPLICATIONS

A LA CHIRURGIE ET A LA MÉDECINE

DU MÊME AUTEUR :

Mémoire sur le traitement des tumeurs hémorroïdaires ;

De la pénétration des liquides pulvérisés dans les voies respiratoires.

Traité des Tumeurs de l'orbite.

Pour paraître prochainement :

Etudes chimiques, sur l'action Physiologique, Pathologique et Thérapeutique des gaz, par MM. Demarquay et Lecomte, 1 vol. in-8.

Paris. — Typographie Hennuyer, rue du Boulevard, 7.

DE LA

GLYCÉRINE

ET DE SES APPLICATIONS

A LA CHIRURGIE ET A LA MÉDECINE

PAR

M. DEMARQUAY,

Chirurgien de la Maison municipale de santé, du Conseil d'Etat,
Membre de la Société de chirurgie, de la Société médicale d'émulation,
Correspondant des Académies de médecine de Turin et de Stockholm,
des Sociétés de médecine de Vienne, Berlin, Lisbonne, Genève, etc.,
Chevalier de la Légion d'honneur, de l'Ordre d'Isabelle la Catholique,
et de la Conception de Portugal.

PARIS

P. ASSELIN, GENDRE ET SUCCESSEUR DE **LABÉ**,
LIBRAIRE DE LA FACULTÉ DE MÉDECINE,
Place de l'Ecole-de-Médecine.

1863

A MONSIEUR

LE PROFESSEUR DENONVILLIERS,

INSPECTEUR GÉNÉRAL DES ÉCOLES DE MÉDECINE DE FRANCE,
MEMBRE DU CONSEIL SUPÉRIEUR DE L'INSTRUCTION PUBLIQUE,
DE L'ACADÉMIE DE MÉDECINE,
CHIRURGIEN DE L'HOPITAL DE LA CHARITÉ,
OFFICIER DE LA LÉGION D'HONNEUR, ETC., ETC.

Permettez-moi de vous dédier ce livre, en souvenir de la bienveillance que vous m'avez toujours témoignée, et des encouragements que vous avez donnés, le premier, à mes recherches sur la glycérine.

PRÉFACE.

Depuis 1855, je me suis livré à une étude attentive des propriétés de la glycérine. Cette substance a été l'objet de publications nombreuses, faites par moi ou par les élèves attachés à mon service. J'ai pensé bien faire en résumant dans un travail spécial tout ce qui a été écrit d'important sur la matière, et de la sorte être utile aux médecins praticiens, en les mettant à même de connaître facilement toutes les applications qui ont été faites depuis quelques années de la glycérine à l'art de guérir. — Les travaux de MM. Cap et Garot sur les glycérolés nous ont permis d'étendre à l'infini l'usage de cet agent ; aussi la glycérine a-t-elle pris une place importante dans les traités de thérapeutique, ainsi que dans la pratique médico-chirurgicale. Parmi mes collègues des hôpitaux qui en ont fait un emploi plus fréquent dans les affections chirurgicales, je signalerai MM. Maisonneuve, Morel Lavallée, Desormeaux, Richard et Foucher, etc. Plusieurs de mes maîtres, tels que MM. Denonvilliers, Trousseau et Monod, se sont particulièrement occupés à en faire connaître les applications les plus heureuses. A l'étranger, la glycérine fut moins étudiée qu'en France, ainsi que cela résulte de mes recherches. Cependant, en Russie, elle est d'un usage très-commun. Voici à ce sujet ce que m'écrivait, il y a quelques années, mon ami M. Natalis Rondot, pendant le voyage qu'il fit en Russie : « L'impératrice de Russie fait venir d'une fabrique de bougies d'Odessa une grande quantité de petits flacons de glycérine qu'elle fait distribuer dans toutes les écoles et dans beaucoup de familles pauvres. J'ai trouvé de ces petits flacons jusque dans de misérables bourgs, aux confins du Caucase ; la glycérine sert, dans le pays, au pansement des gerçures de la peau, qui sont très-profondes pendant les hivers. »

Depuis sept ans que je m'occupe de la glycérine, j'ai été aidé dans mes recherches par MM. Luton, Gustin, Paupert, Sicard, et en particulier par mon jeune ami le docteur Royer, auquel je suis heureux de pouvoir exprimer ici toute ma reconnaissance. Dans le courant de cet ouvrage, je me suis appliqué à répondre aux objections dont l'application de la glycérine a été l'objet. Ce n'est pas le lieu d'y revenir ici ; le temps d'ailleurs fera bonne justice des critiques et de ce qu'il peut y avoir d'exagéré dans les propriétés thérapeutiques accordées à la glycérine. Je n'ai fait connaître que les glycérolés expérimentés par moi et les praticiens les plus recommandables ; car leur variété peut être infinie, ainsi que cela résulte de la lecture de la première partie de cet ouvrage et des recherches intéressantes de MM. Cap, Garot et Surun, etc.

15 janvier 1863.

DE LA GLYCÉRINE

DE SES APPLICATIONS

A LA CHIRURGIE ET A LA MÉDECINE

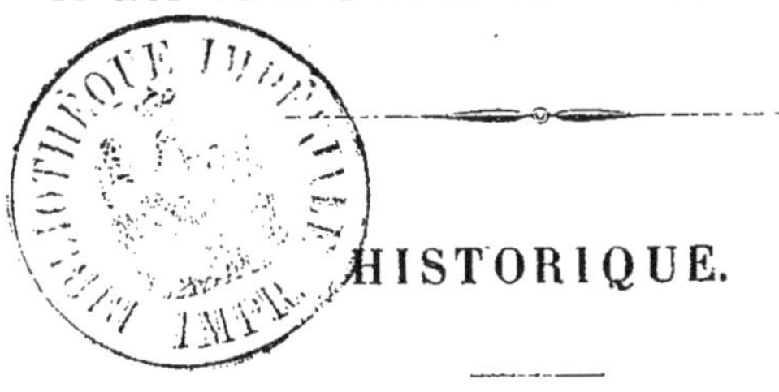

HISTORIQUE.

La glycérine fut découverte en 1779, dans les eaux mères provenant de la préparation de l'onguent simple, par Scheele, l'illustre apothicaire suédois, qui lui donna le nom de *principe doux des huiles*. Cette substance n'attira que faiblement l'attention des chimistes jusqu'à M. Chevreul, qui lui donna son nom actuel (de γλυκυς, doux, sucré).

Le chimiste français démontra qu'elle faisait partie constituante des corps gras, dans lesquels elle jouait le rôle de base et se trouvait unie aux acides stéarique, margarique et oléique ; que toute saponification avait pour résultat de détruire cette combinaison, les oxydes alcalins et métalliques employés prenant la place de la glycérine, tandis que celle-ci devenait libre et se retrouvait dans les eaux mères.

Cependant la glycérine resta longtemps encore sans être utilisée, soit dans l'industrie, soit en médecine, et pourtant la fabrication des savons et, plus tard, celle de la bougie stéarique en produisaient de grandes quantités.

Ses premières applications au traitement des maladies ont été faites, en Angleterre, au commencement de 1844, par M. Thomas de la Rue, qui s'en servit dans un cas de brûlure et dans un autre cas d'irritation de la peau.

Ces essais conduisirent M. Startin, placé à Londres à la tête de l'infirmerie des maladies cutanées, à traiter ces affections par la glycérine, qu'il signala dans ses leçons de l'année 1845.

En 1846, M. Warington reconnut la propriété que possède la glycérine de préserver de la putréfaction les substances végétales et animales, et prit un brevet pour la conservation des viandes au moyen de cet agent. Il montra aussi que la glycérine était un excellent véhicule pour les recherches microscopiques.

Quelque temps après, MM. Yearsley, Wakley, Turnbull, Wilson et Gartner, opposèrent la glycérine, avec quelques succès, à certaines maladies de l'appareil auditif.

M. Taylor l'appliqua au traitement de quelques maladies des yeux, et de la xérophthalmie en particulier.

M. Scott Alison s'en servit comme topique dans

le traitement de certaines formes de maladies du larynx et de la trachée.

Elle fut aussi administrée à l'intérieur comme nutritif, altérant et succédané de l'huile de foie de morue dans la scrofule et la tuberculose, par MM. Crawcourt, de la Nouvelle-Orléans, R. P. Cotton, médecin de l'hôpital des phthisiques de Brompton, et Lander Lindsay, qui arrivèrent à des résultats thérapeutiques peu concluants, mais confirmèrent sa parfaite innocuité.

Cependant, dès 1851, un médecin français, M. Dallas, établi à Odessa, constatait dans la glycérine les propriétés déjà reconnues par les médecins anglais, et s'en servait dans les mêmes cas. Il l'aurait aussi appliquée en bains, en frictions..., au traitement des plaies gangréneuses et de mauvaise nature; mais nous manquons de renseignements bien authentiques sur ce point.

Ces essais étaient à peine connus en France, lorsqu'en 1854 M. Cap, savant pharmacien, lut devant l'Académie de médecine un premier Mémoire sur la glycérine et ses applications aux diverses branches de l'art médical. Dans ce travail, M. Cap, après avoir signalé un nouveau mode d'extraction de la glycérine et les propriétés physiques et chimiques de cette substance, en rapporte quelques effets heureux, tirés de la pratique de MM. Trousseau, Cazenave, Bazin et Aran, auxquels il en avait procuré et qui l'avaient expérimentée sur ses instances. Mais ces expériences n'eurent aucun retentissement, passèrent inaperçues et furent bientôt abandonnées.

Dans un second Mémoire, MM. Cap et Garot ont étudié la glycérine considérée comme excipient, et montré les nombreuses préparations dans lesquelles cette substance pouvait être employée avantageusement à ce titre.

Cependant les applications de la glycérine à l'art de guérir étaient trop restreintes, et ses propriétés reconnues trop peu tranchées pour attirer l'attention des médecins, lorsque nous assignâmes à ce médicament un rôle d'une haute importance, en l'employant d'abord dans le pansement des plaies de mauvaise nature, et ensuite dans celui de toutes les plaies en général.

Remplaçant M. Denonvilliers à l'hôpital Saint-Louis, j'eus à combattre une épidémie de pourriture d'hôpital durant les mois de septembre et d'octobre 1855. Après avoir employé, sans en retirer aucun profit, les modificateurs conseillés dans ces sortes de cas, c'est-à-dire le jus de citron, l'acide azotique et le fer rouge, j'eus l'idée de recourir à la glycérine, que j'avais remarquée, comme membre du jury médical, à l'Exposition universelle. Le succès dépassa mes espérances. J'étendis alors le pansement à la glycérine à toutes les plaies de mon service, et j'obtins les plus heureux résultats, que je portai à la connaissance du monde savant, dans une lettre adressée simultanément, vers la fin d'octobre 1855, à l'Académie des sciences et à l'Académie de médecine.

Ces faits se vulgarisèrent rapidement parmi les médecins ; la glycérine devint à la mode ; chacun se mit à l'expérimenter, et bientôt les journaux et les Sociétés savantes retentirent des résultats obtenus. Si quelques-uns de ces résultats furent contradictoires, cela tient, comme je le démontrerai, à la mauvaise qualité du médicament mis en usage.

Continuant mes expérimentations, je découvris dans la glycérine la propriété, complétement ignorée en France, de conserver les substances organiques, et j'étendis son emploi à un grand nombre d'états morbides.

Depuis, son champ d'action n'a fait que s'accroître encore ; et ce qui prouve bien qu'elle justifie tous les avantages que nous lui avons attribués, c'est que l'engouement dont on avait été pris pour elle à son apparition n'a cessé que pour faire place à un usage raisonné, qui devient chaque jour de plus en plus général, à mesure que la pharmacie nous donnant un produit plus pur, ses effets se montrent plus constants.

PREMIÈRE PARTIE.

HISTOIRE PHYSIQUE, CHIMIQUE ET PHARMACEUTIQUE DE LA GLYCÉRINE.

CHAPITRE I.

ORIGINE ET EXTRACTION DE LA GLYCÉRINE.

§ 1.

Sous quel état la glycérine existe dans la nature.
Elle est un produit de saponification.

La glycérine n'existe pas toute formée dans la nature. Elle est toujours un produit de réaction. Elle est extrêmement répandue, car elle entre dans la composition de tous les corps gras, qu'ils soient d'origine animale ou bien d'origine végétale.

En effet, d'après les notions chimiques actuelles, ces corps gras sont considérés comme formés par la réunion de trois substances qui, en s'alliant dans des proportions et des rapports divers, donnent à chacun le caractère physique qui lui est propre. Ces trois substances sont : la stéarine, l'oléine et la margarine. Or, chacune d'elles n'est autre chose qu'une combinaison d'un acide particulier avec une base neutre, la même pour tous, et qui est la glycérine. Ainsi, pour la stéarine, l'acide est l'acide stéarique ; pour l'oléine, c'est l'acide oléique ; pour la margarine, c'est l'acide margarique ; quant à la base, c'est toujours la glycérine. De plus, certaines matières grasses renferment, en outre des corps gras fondamentaux, de petites quantités de corps gras spéciaux ; ainsi, on trouve dans la graisse du bouc, la hircine ; dans le beurre, la caprine, la caproïne et la butyrine ; dans l'huile de poisson, la phocénine ; or, hircine, caprine, caproïne, butyrine et phocénine sont toujours le résultat de la combinaison de la glycérine avec un acide gras spécial, acide hircique, caprique, etc.

La glycérine est donc l'élément fondamental de tous les corps gras. Il n'y a qu'une exception, que nous devons signaler. Elle est fournie par la cétine, ou blanc de baleine, matière grasse qui offre des caractères singuliers et qui existe surtout dans le tissu lamineux interposé entre les membranes du cerveau de diverses espèces de cachalots, principalement du physeter macrocephalus. La cétine ne renferme pas de glycérine, mais à sa place un autre corps neutre appelé *éthal* ou alcool *éthalique*, qui est combiné avec un acide désigné sous le nom d'acide *éthalique*.

L'affinité de la glycérine pour les acides gras n'est pas très-grande, et leur combinaison est facilement détruite.

On appelle *saponification* l'opération qui consiste à opérer cette séparation. L'origine chimique de la glycérine est donc une saponification. Ceci n'est pas absolument vrai, car la glycérine peut être obtenue artificiellement. M. Wurtz a fait connaître en 1857 un procédé, très-compliqué du reste, à l'aide duquel il a produit de la glycérine de toutes pièces.

La saponification des corps gras n'en reste pas moins le seul moyen pratique de préparer la glycérine. On l'opère à l'aide d'agents nombreux, qui sont : des bases métalliques, telles que la potasse, la soude, l'ammoniaque, la strontiane, la baryte, la chaux, la litharge, l'oxyde de zinc; des acides énergiques, comme l'acide sulfurique ; la chaleur, comme la vapeur d'eau surchauffée.

§ 2.

La glycérine a deux provenances.

Jusqu'à ces derniers temps, la glycérine n'était obtenue que comme produit accessoire dans la fabrication des emplâtres métalliques, des savons et des bougies stéariques. Depuis son avénement à la matière médicale, on s'est mis à la préparer, en vue de son emploi thérapeutique, à l'aide de procédés de laboratoire ; mais son prix élevé de revient fait qu'on utilise surtout la glycérine de l'industrie après l'avoir purifiée, et que la majeure partie de celle qui se trouve dans les pharmacies provient de cette source.

Cependant, d'après leur provenance diverse, nous reconnaîtrons deux espèces de glycérine : 1° la glycérine des laboratoires, ou médicinale ; 2° la glycérine des fabriques, ou industrielle.

1° Glycérine médicinale, ou des laboratoires. — *Procédés d'extraction.* — La glycérine médicinale se prépare à l'aide de différents procédés, parmi lesquels nous décrirons les trois suivants :

A. *Procédé ancien. — Saponification des graisses par la litharge.* — On chauffe dans une bassine des corps gras très-frais, en présence de litharge pure et d'eau distillée. On a soin de remuer continuellement le mélange. Le protoxyde de plomb se combine peu à peu avec les acides gras, avec lesquels il forme un savon qui se dépose. Lorsque la saponification est terminée, on décante les eaux mères qui tiennent la glycérine en dissolution ; on les filtre et on les introduit dans un appareil de Woolf, à travers lequel on fait passer un courant d'acide sulfhydrique, jusqu'à ce que tout le plomb soit précipité ; on filtre et on concentre au bain-marie.

Ce procédé peut être employé pour la préparation simultanée de l'emplâtre simple et de la glycérine. Cette dernière, ainsi obtenue, renferme toujours un peu de plomb, qu'il est très-difficile de lui enlever en totalité. Aussi, donnée à l'intérieur pendant quelque temps, pourrait-elle causer des accidents d'intoxication. Dans le principe, nous en faisions préparer par M. Gustin, alors interne en pharmacie à la Maison municipale de santé, mais nous ne nous en sommes jamais servi que pour l'usage externe, et elle nous donnait des résultats beaucoup plus satisfaisants que celle que fournissait alors l'administration.

B. *Procédé de M. Campbell Morfit.* — M. Campbell Morfit fait passer jusqu'à échauffement de la masse un courant de vapeur d'eau dans un cuveau renfermant 50 kilogrammes d'huile ou d'axonge. Il ajoute 2,500 grammes de chaux éteinte dans 11,250 grammes d'eau, et il fait repasser la vapeur jusqu'à ce que la saponification soit complète. On filtre alors à travers une toile; on chauffe au bain de vapeur le liquide filtré, à travers lequel on dirige un courant d'acide carbonique qui précipite la chaux en excès. Tant qu'il se forme un précipité de carbonate, on fait bouillir pour précipiter le bicarbonate qui a pu se former. On abandonne la liqueur au repos, on décante et on évapore jusqu'à consistance convenable.

Il est à peu près certain que la glycérine préparée de la sorte retient de la chaux et donne une réaction alcaline.

C. *Procédé de M. Rochleder.* — M. Rochleder a fait connaître un nouveau procédé de préparation de la glycérine, qui ne donne pas cette substance avec autant de facilité que les procédés de saponification précédents, mais qui est curieux au point de vue théorique et semble démontrer la préexistence de la glycérine anhydre et des acides gras dans les corps gras neutres.

Ce procédé consiste à dissoudre de l'huile de ricin dans de l'alcool absolu et à faire passer dans la dissolution un courant de gaz acide chlorhydrique sec. Le mélange, traité par l'eau et séparé de la matière grasse qui le surnage, est évaporé en consistance sirupeuse et mis en contact avec de l'éther. La matière insoluble dans ce liquide, après avoir été desséchée dans le vide, présente toutes les propriétés de la glycérine

2° Glycérine industrielle. — La glycérine industrielle est celle dont l'usage est le plus répandu. Il y en a de deux espèces : la française, l'anglaise. Cette distinction est très-fondée et repose sur la différence des procédés d'extraction et aussi sur celle de la qualité du produit.

A. *Glycérine française. — Elle provient de trois sources.* — La glycérine fournie par l'industrie française provient de trois sources : de la fabrication des emplâtres métalliques ; de la fabrication des savons ; et enfin de la fabrication de l'acide stéarique.

α. Fabrication des emplâtres métalliques. — La fabrication des emplâtres métalliques ne donne qu'une petite quantité de glycérine, insuffisante pour la consommation. Elle consiste en une saponification de matières grasses par la litharge. Le mélange est fait dans les proportions suivantes :

Huile.	1 partie.
Axonge.	1 —
Litharge. . . .	1 —
Eau.	2 —

L'opération est analogue à celle que nous avons décrite en commençant, et donne un produit semblable, mais de qualité inférieure.

β. *Fabrication des savons.* — Les eaux mères des savonneries renferment la glycérine mélangée à des substances qu'il est extrêmement difficile et même impossible de lui enlever entièrement. En effet, dans la fabrication des savons, on saponifie les matières grasses au moyen de lessives alcalines, soude ou potasse, auxquelles on ajoute, lorsque l'opération est terminée, du chlorure de sodium qui précipite le savon et le sépare de la lessive. Celle-ci décantée, après le refroidissement, contient donc, avec la glycérine, du chlorure de sodium et l'excès d'alcali. Le chlorure de sodium peut être séparé en concentrant la liqueur et laissant cristalliser. Quant à l'alcali, on peut l'enlever en partie, si c'est la potasse qui a été employée pour la saponification, en le transformant en alun, qui n'est pas trop soluble. Mais l'opération devient impossible pour la purification des eaux mères qui contiennent de la soude.

Nous concluons de là qu'il faut proscrire de l'usage médical toute glycérine provenant des eaux mères des savonneries, parce qu'on ne peut pas l'amener à un degré suffisant de pureté.

γ. *Fabrication des bougies stéariques.* — Il est plus facile de traiter les eaux mères qui sont le résidu de la préparation de l'acide stéarique, bien qu'elles proviennent de corps gras de qualité très-inférieure, et qu'elles renferment une plus grande quantité de produits étrangers.

On prépare l'acide stéarique en saponifiant par la chaux le suif de bœuf ou de mouton. L'opération se fait dans de grandes cuves de bois, doublées de plomb, où on chauffe la graisse au moyen de vapeur d'eau qui circule dans un tuyau circulaire percé de trous. Lorsque la fusion est complète, on y ajoute une bouillie de chaux contenant de la chaux vive, et on agite le mélange. Au bout de sept à huit heures, la saponification est terminée. Il s'est formé un savon de chaux insoluble, qui s'est déposé au fond des eaux mères que l'on décante. Pour obtenir l'acide stéarique, on traite plusieurs fois ce savon de chaux par l'acide sulfurique, on le soumet à la presse, etc.

Mais revenons aux eaux mères qui renferment le produit qui nous intéresse. Elles ont une odeur repoussante, sont très-foncées en couleur, contiennent beaucoup d'eau, un grand nombre de produits étrangers, entre autres des acides gras volatils, combinés à la chaux, etc.

Procédé de purification de M. Cap. — M. Cap

se sert du procédé suivant pour purifier la glycérine. Il commence par en concentrer, au moyen de l'évaporation, une quantité donnée dont il dose la chaux au moyen d'une solution titrée d'acide oxalique. Opérant alors sur la masse, il sature la chaux qu'elle renferme par une quantité d'acide sulfurique équivalente à la quantité d'acide oxalique qui aurait été nécessaire. Il se précipite du sulfate de chaux, que l'on sépare par décantation, et on fait bouillir en l'agitant vivement le liquide placé dans une chaudière de fer battu recouverte d'une lame de plomb. Les combinaisons formées entre la chaux et les acides gras se détruisent pendant la concentration, ceux-ci se volatilisent en même temps qu'il se précipite une nouvelle quantité de sulfate de chaux, que l'on sépare en ayant soin de passer à plusieurs reprises sur une toile la liqueur, qui perd sa mauvaise odeur et se décolore un peu. On sature l'excès d'acide par du carbonate de chaux, et on continue d'évaporer. A 24 degrés de l'aréomètre, il se dépose une nouvelle quantité de sulfate de chaux. On laisse refroidir, on passe sur une toile et on lave le dépôt avec un peu d'eau alcaline. On reprend de nouveau l'évaporation, toujours en agitant, et on la continue jusqu'à ce que la liquenr marque à chaud 28°. Il se dépose alors par le refroidissement du sulfate de chaux que l'on sépare. Enfin on décolore le liquide en le traitant à froid par du noir animal lavé.

Dans ce procédé, l'excès de chaux est précipité à l'état de sulfate; or, ce sel étant soluble, il en doit nécessairement rester dans la glycérine. 1000 d'eau dissolvent 2 de sulfate de chaux.

Procédé de purification de M. Gerhardt. — M. Gerhardt (*Chimie organique,* 1855) concentre les eaux mères en les chauffant à 120 degrés. Après le refroidissement, il a une solution brunâtre, de consistance sirupeuse, qu'il traite par quatre à cinq fois son poids d'alcool très-concentré, qui précipite lentement la chaux et les sels qu'elle forme dans la liqueur. Lorsque le dépôt est effectué, on décante la partie liquide, que l'on filtre et qu'on soumet à la distillation pour en séparer l'alcool. On la traite ensuite par l'oxyde de plomb, qui se combine avec les acides gras qu'elle retient encore, et forme avec eux des sels insolubles, que l'on sépare par filtration. A travers le produit filtré, on fait passer un courant d'acide sulfhydrique qui lui enlève l'excès de litharge, puis on le décolore par le noir animal.

Même, en supposant que l'alcool ait privé complétement la glycérine ainsi obtenue de la chaux et des autres produits étrangers que contiennent les eaux mères, nous aurions encore à lui faire le reproche que nous avons adressé à celle qui résulte de la saponification des corps gras par l'oxyde de plomb.

B. *Glycérine anglaise; — son extraction; — sa qualité supérieure.* — Nous arrivons enfin à la glycérine qui nous est fournie par l'industrie anglaise.

En 1854, M. Richard T. Tilghman, de Philadelphie, a décrit un procédé de saponification qui consiste simplement à soumettre les corps gras à l'action de la vapeur d'eau surchauffée à 300 degrés environ. Sous l'influence de cette haute température et de la pression qui en résulte, il s'opère une séparation entre les éléments constitutifs des corps gras. La glycérine se trouve simplement mélangée à l'eau, et il suffit de la concentrer, d'abord directement, puis au bain-marie, pour avoir un produit d'une grande pureté.

Ce procédé est mis en pratique par M. Wilson, à sa fabrique de bougies de Price. Il opère sur l'huile de palme, corps gras extrait du fruit de l'*elæis guianensis*, grand palmier cultivé également dans la Guinée, en Afrique, et dans la Guyane, en Amérique. Le fruit de l'*elæis guianensis* est un drupe de la grosseur d'une noix, d'un jaune doré, formé d'un sarcocarpe fibreux et huileux, et d'un noyau très-dur, qui renferme une amande grasse et solide. Le fruit contient donc deux huiles différentes, qui sont extraites séparément. L'huile du sarcocarpe est jaune, odorante, toujours liquide en Afrique ou à la Guyane, ce qui fait qu'on lui donne le nom d'huile de palme, tandis que celle qu'on tire de l'amande est blanche, solide, et sert aux mêmes usages que le beurre. Cette dernière, beaucoup moins abondante que l'autre, ne vient pas en Europe. La première est importée des côtes de Guinée, presque exclusivement en Angleterre, en quantité considérable. L'huile de palme, telle que le commerce nous la fournit, est solide, de la consistance du beurre, d'un jaune orangé foncé; elle présente une saveur douce et parfumée et une odeur d'iris.

Tel est le corps gras utilisé à la fabrique de M. Wilson. Nous avons dit que l'huile de palme était jaune, mais on la blanchit par une exposition de dix à quinze heures de durée, à l'air et à l'humidité, la température étant maintenue à 100° ; de sorte que les corps qui proviennent ensuite de son dédoublement sont d'une blancheur éclatante.

Pendant l'opération de la saponification, la glycérine, au fur et à mesure de la décomposition de l'huile, distille, avec les acides gras, entraînée par la vapeur. Elle est recueillie et concentrée au point qu'on lui enlève toute l'eau qu'elle renferme; aussi, dans l'emploi médical, faut-il diminuer sa densité. Nature du corps gras, procédé de saponification, tout concourt à donner un produit de bonne qualité, car l'opération est effectuée sans l'intervention de réactifs dont il est à peu près impossible de la débarrasser ensuite.

C'est pourquoi nous donnons notre préférence exclusive à la glycérine provenant de cette source, et nous en recommandons spécialement l'usage si l'on vent obtenir des résultats constants et ne pas s'exposer à des mécomptes qui, bien que rares aujourd'hui, arrivent encore quelquefois. Toutes les bonnes pharmacies en possèdent maintenant. Nous en avons sous les yeux un très-bel échantillon que nous devons à la maison Dorvault. Vendue très-chère dans le principe, son prix a déjà subi une diminution, et doit encore être abaissé, d'après ce qu'on nous fait espérer.

Connue sous le nom de glycérine de Price ou bien de Wilson, elle est la seule des glycérines anglaises qui mérite d'être distinguée, les autres ne sont que des glycérines purifiées qui ne valent pas mieux que celles que nous donne notre industrie.

Nous avons insisté un peu longuement sur la question d'extraction de la glycérine, persuadés que nous sommes que les reproches faits à ce médicament doivent être attribués à sa mauvaise qualité. Il importait donc d'étudier ses procédés de préparation, et de reconnaître ceux qui le fournissent dans des conditions de pureté indispensables à son emploi.

Maintenant que nous sommes arrivés à ce but, nous allons passer à l'étude des propriétés de la glycérine.

CHAPITRE II.

PROPRIÉTÉS PHYSIQUES ET CHIMIQUES DE LA GLYCÉRINE.

La glycérine a pour formule $C^6H^7O^5$, HO. C'est un liquide incolore, inodore, même après avoir été frotté entre les mains, de la consistance d'un sirop épais, d'une saveur franchement sucrée.

Elle est soluble en toute proportion dans l'eau et dans l'alcool, mais elle ne se dissout pas dans l'éther.

Le poids spécifique de la glycérine pure n'a pas été déterminé. Il doit être entre 1,26 et 1,27, car à la densité de 1,26, la glycérine contient sur 100, 2 d'eau pour 98 de glycérine anhydre.

La glycérine, telle qu'elle est employée en médecine, marque 28 à 29 degrés à l'aréomètre. A ce point de concentration, elle contiendrait, suivant MM. Cap et Garot, 12 pour 100 d'eau. Ces savants considèrent la glycérine pure comme devant marquer 31 degrés, ou un peu plus. Ils ont dressé un tableau comparatif qui montre comment cette densité varie, suivant que les proportions d'eau sont plus ou moins grandes.

100 de glycérine (anhydre ?) et	4 d'eau	=	30°	aréométrique.
—	— 8	=	29°	—
—	— 12	=	28°	—
—	— 16	=	27°	—
—	— 25	=	26°	—
—	— 50	=	22 1/2	—
—	— 100	=	18°	—

D'où il suit que la glycérine officinale, à mesure qu'elle perd de sa consistance, contient les proportions d'eau suivantes :

à 25°	glycérine	76	pour 100, eau	24
26°	—	80	—	20
27°	—	84	—	16
28°	—	88	—	12
29°	—	92	—	8
30°	—	96	—	4
31°	—	100	—	0

A 28 degrés, la glycérine filtre très-bien à travers un papier non collé.

Exposée à l'air libre, non-seulement elle ne s'évapore pas, mais même elle absorbe l'humidité atmosphérique avec d'autant plus d'avidité qu'elle est plus concentrée, jusqu'à augmentation de la moitié de son poids. Il importe donc de la conserver dans des flacons bien bouchés.

La glycérine pure n'absorbe pas l'oxygène de l'air, et par conséquent n'est pas susceptible de rancir ; mais cette absorption se fait en présence du noir de platine, et alors la glycérine se transforme en un acide particulier. Sous l'influence d'un ferment de nature albuminoïde ou animale et du carbonate de chaux, elle fournit de l'alcool. Comme en général la génération de l'alcool provient du sucre, M. Berthelot a cherché attentivement la formation de ce produit transitoire dans la fermentation de la glycérine. A cet effet, il a mis successivement tous les tissus et matières organiques en contact avec la glycérine, et il a remarqué qu'avec la substance testiculaire il se produisait un sucre véritable, analogue aux sucres qui se forment sous l'influence de la vie, au sein des tissus des végétaux et des animaux.

La glycérine ne cristallise pas et n'a aucune influence sur la lumière polarisée.

Chauffée à l'air, elle se décompose après avoir perdu l'eau qu'elle contient et donne des produits très-complexes, parmi lesquels on distingue l'acroléine, espèce d'huile d'une odeur très-désagréable.

Une mèche de coton imbibée de glycérine concentrée brûle avec une flamme bleue.

Chauffée dans un appareil distillatoire, la glycérine distille à 290 degrés si elle est pure; mais elle se décompose si elle est mélangée à d'autres substances.

Refroidie à —40°, elle devient presque solide et semblable à une gomme. M. Surun, auteur d'une thèse remarquable sur la glycérine, que nous aurons plusieurs fois l'occasion de citer par la suite (Thèse de l'Ecole de pharmacie de Paris, **1862**), a fait des expériences desquelles il résulte que certains mélanges de glycérine et d'eau peuvent résister à des températures assez basses sans se congeler, ainsi que l'indique le tableau suivant :

Mélanges.		Point de congélation.	Degrés aréométriques correspondants.
Glycérine.	Eau distillée.		
50	50	— 25°	16°
40	60	— 16°	12°
30	70	— 9°	9°
20	80	— 5°	6°
10	90	— 3°	3°

Les caractères chimiques de la glycérine sont presque entièrement négatifs.

Elle est absolument neutre, et ne rougit le papier de tournesol, pas plus qu'elle ne verdit le sirop de violettes.

Mise en contact avec les différents corps, elle ne produit avec eux aucune réaction chimique, à la température ambiante et sous la pression atmosphérique. Elle agit seulement sur quelques corps en les dissolvant.

Il faut cependant excepter de ces corps le permanganate de potasse, qu'elle décompose en précipitant du bioxyde de manganèse, et l'acide chromique qu'elle réduit à l'état de sesquioxyde de chrome. La réaction, dans ce dernier cas, s'opère très-vivement avec combustion et projection.

La puissance dissolvante de la glycérine se rapproche de celle de l'alcool affaibli. Cependant, elle peut dissoudre des corps que l'alcool ne dissout pas, tels que le tartrate double d'antimoine et de potasse, le protoxyde de plomb, etc.

Nous reviendrons du reste un peu plus loin sur cette question très-importante au point de vue pharmaceutique.

Les acides faibles sont sans action sur la glycérine. Lorsqu'on la mélange avec des acides énergiques, tels que l'acide sulfurique, l'acide phosphorique, il y a élévation de température et production d'acides composés, désignés sous le nom *d'acides sulfoglycérique, phosphoglycérique.*

Le premier de ces acides se forme dans la saponification des graisses par l'acide sulfurique ; le second existe dans le jaune d'œuf.

Si, en ayant soin de maintenir la température très-basse, on traite la glycérine par un mélange de parties égales d'acide azotique et d'acide sulfurique concentrés, elle se convertit en une substance nouvelle, découverte par M. Sobrero, qui lui a donné le nom de *nitro-glycérine* ou de *glonoïne.* C'est un liquide huileux, jaune, qui jouirait de propriétés toxiques extrêmement remarquables, d'après les essais tentés par MM. Field et Baker-Edwards. Son action sur l'économie serait analogue à celle de la strychnine ; et, à des doses très-minimes, elle serait d'une grande efficacité dans les névralgies. Il faut dire que des expériences comparatives faites par M. Vulpian n'ont pas confirmé ces résultats, puisque le médecin français a pu donner, sans grand effet, à des animaux de petite taille, jusqu'à 4 grammes de glonoïne. En présence de faits aussi contradictoires, il est permis de douter que les expérimentateurs se soient servis d'une substance identique.

Nous apprenons à l'instant (*Journ. des Conn. méd.-chir.*, septembre 1862) que M. le docteur Rodolphe Demme, de Berne, reprenant les essais de MM. Field et Baker, avec un produit préparé avec soin, vient de constater, comme ces messieurs, l'analogie, dans son action, de la glonoïne avec la strychnine et ses heureux résultats dans plusieurs cas de paralysie et de névralgie.

Quant aux acides organiques, M. Berthelot est parvenu à combiner directement la glycérine avec une série de ces acides et à régénérer la série correspondante des composés qu'elle forme avec eux, tels que : stéarine, oléïne, margarine, etc.

Ceci dit sur la question purement chimique, nous allons passer à l'étude des propriétés pharmaceutiques de la glycérine.

CHAPITRE III.

PROPRIÉTÉS PHARMACEUTIQUES DE LA GLYCÉRINE.

§ 1.

De la nécessité de n'employer qu'une glycérine pure.
Accidents causés par la glycérine impure.

Il importe beaucoup d'avoir, pour les usages de la thérapeutique, une glycérine très-pure.

En effet, si nous remontons aux premiers essais faits avec cette substance, on constate une foule de résultats contradictoires et d'insuccès, qui n'ont pas d'autre raison que l'impureté du produit employé, impureté qui lui communiquait une action irritante et douloureuse et tout à fait opposée à celle qui lui est propre.

Ainsi, le docteur Debout, qui est devenu depuis un chaud partisan de la glycérine, et qui a participé à en vulgariser l'emploi par de nombreuses publications dans son estimable journal, fut forcé de renoncer au pansement à la glycérine, qu'il appliquait au traitement d'une balano-posthite ulcéreuse, à cause des douleurs intolérables qu'il déterminait. Or, nous-même, nous mettons journellement ce traitement en usage dans le même cas, mais avec une glycérine pure, et nous obtenons généralement en peu de jours une guérison complète, quelle que soit l'étendue des ulcérations et l'abondance de la suppuration, sans que le malade éprouve autre chose, au moment des premiers pansements, qu'une légère sensation d'ardeur, n'ayant rien de désagréable.

De même le docteur Vergne déclarait à la Société de médecine pratique, dans la séance du 6 février 1856, que le pansement à la glycérine appliqué par lui dans trois cas d'engelures ulcérées déterminait à chaque pansement une cuisson et une chaleur très-fortes qui duraient quatre heures; que dans trois cas de panaris le pansement n'avait pu être supporté que par un seul sujet.

A la même époque, M. Larrey, expérimentant la glycérine sur une plus vaste échelle, à l'hôpital du Val-de-Grâce, constata des insuccès semblables, qu'il formula dans un rapport concluant au rejet de la glycérine dans les établissements hospitaliers militaires. L'importance de ce document, exagérée par quelques opposants intéressés, fait que nous le réfuterons spécialement à l'article que nous nous réservons d'écrire sur le pansement des plaies.

M. Devergie, qui, dans le même temps, essayait la glycérine dans les maladies de la peau, a constaté aussi que, dans nombre de cas d'eczéma, la surface malade s'irritait, secrétait en abondance, et prenait un caractère aigu plus prononcé et toujours croissant; que chez des malades atteints de lichen eczémateux, le topique faisait naître des pustules d'impétigo...

Nous-même, après avoir traité avec succès dans notre service par la glycérine des hôpitaux, des malades atteintes d'hypéresthésie de la vulve, nous avons échoué dans un cas semblable avec la glycérine de la ville, qui déterminait une aggravation des accidents.

Nous pourrions citer encore des faits de ce genre qui, presque tous, remontent aux premiers temps de l'emploi de la glycérine, alors qu'il était difficile de se procurer ce médicament à un degré de pureté convenable.

Pour démontrer que ces insuccès ont pour cause la mauvaise qualité du produit employé, nous ne croyons mieux faire que de rapporter le cas suivant, publié dans le *Bulletin de Thérapeutique* (p. 538, t. L), et emprunté à notre service par M. Gustin, alors notre interne en pharmacie et aujourd'hui docteur.

Obs. — Le nommé X***, conducteur de voitures, entre dans le mois de février 1856 à la Maison municipale de santé, pour se faire traiter d'un eczéma occupant les deux bras et les deux jambes. Le premier pansement, fait avec de la glycérine acide, fut très-douloureux; j'avais en ce moment à ma disposition un échantillon de glycérine pure (cette glycérine avait été préparée dans le laboratoire de M. Robiquet); je fis moi-même le second pansement avec cette glycérine : le malade n'accusa qu'une légère irritation ; une nouvelle application de la glycérine acide fut aussi douloureuse que la première. Le pansement continué avec le produit qui avait servi au second pansement ne tarda pas à amener un mieux notable. Quand les parties affectées furent devenues moins sensibles, on put reprendre la glycérine ordinaire, et le malade est sorti, après six semaines de traitement, dans un un état très-satisfaisant. Depuis cette époque, le mieux a continué. Je me suis assuré que la guérison est complète aujourd'hui.

Quoi d'étonnant que ces faits se soient produits aussi fréquemment, si l'on se reporte à ce qu'étaient les glycérines de cette époque. Voici en effet ce que nous écrivions sur ce sujet en 1859, dans la première édition de ce travail :

Si l'on examine les divers échantillons de glycérine que fournit le commerce, on reconnaît de suite un défaut général de pureté, et en outre une différence de composition entre eux.

Telle glycérine est incolore, telle autre ambrée, telle autre fortement colorée. Celle-ci est presque inodore; celle-là possède, au contraire, une odeur de beurre rance fort désagréable.

Quant à la densité, les variations ne sont pas moins grandes ; ici l'aréomètre signale 30 degrés, là 28, dans un autre 26 et même 25. Enfin, ce qui est plus important, ce sont les différences de réaction que présentent les glycérines du commerce. Le plus souvent elles sont acides et colorent fortement en rouge le papier de tournesol ; quelquefois elles sont alcalines et verdissent le sirop de violettes ; il est très-rare d'en rencontrer qui soient à peu près neutres.

Après cela, était-il possible d'obtenir des effets thérapeutiques constants avec un médicament d'une composition si variable ?

Depuis, les insuccès sont devenus de plus en plus rares, à mesure que l'usage de la glycérine anglaise s'est répandu davantage, et qu'on a apporté plus de soin à purifier la glycérine industrielle française. Il faut néanmoins se défier encore de cette dernière.

§ 2.

Caractères de la glycérine officinale.

La glycérine officinale doit offrir les caractères suivants :

Etre absolument incolore et inodore ;

Avoir une saveur franchement sucrée et une consistance de sirop épais ;

Marquer au moins 28 degrés à l'aréomètre ;

Ne pas réagir sur le tournesol, non plus que sur le sirop de violettes ;

Ne donner aucun précipité avec les différents réactifs.

§ 3.

Substances étrangères renfermées dans la glycérine impure.

Les substances étrangères que renferme la glycérine impure proviennent de deux sources ;

1° D'une purification incomplète; 2° d'une falsification.

1° La glycérine mal préparée renferme ordinairement un ou plusieurs des corps suivants : acides gras volatils, chaux, bases métalliques, acide sulfurique, chlore...

On reconnaîtra la présence des acides gras volatils à l'odeur de beurre rance qu'ils communiquent à la glycérine, et au dégagement d'éther butyrique que l'on obtiendra en versant dans le produit suspect de l'alcool et de l'acide sulfurique concentré.

On décèlera la chaux au moyen de l'oxalate d'ammoniaque, qui forme avec elle un abondant précipité.

Un volume de glycérine doit se dissoudre complétement dans un volume d'alcool acidulé d'un centième d'acide sulfurique, sans donner lieu à aucun dépôt, même après douze heures. Le dépôt qui se formerait serait proportionnel à la quantité de chaux. (Cap.)

Les bases métalliques, et, parmi elles, le protoxyde de plomb principalement, seront reconnues par le sulfhydrate d'ammoniaque, qui ne trouble pas la glycérine pure et qui, au contraire, dans la glycérine renfermant des oxydes métalliques, donnera un abondant précipité.

Enfin, pour rechercher l'acide sulfurique et les sulfates, on se servira des sels de baryte solubles.

Le précipité par le nitrate d'argent est un fait général qui se produit avec toutes les glycérines, à l'exception de la glycérine anglaise ; aussi ne nous semble-t-il pas être un motif suffisant pour faire rejeter le produit qui le donne. Il provient surtout des chlorures que renferme l'eau mélangée à la glycérine, et il ne faudrait en tenir compte que s'il était très-abondant.

Il serait l'indice alors de la présence du chlore qui aurait été introduit pour blanchir la glycérine et qui n'aurait pas été séparé entièrement.

Le chlore et les hypochlorites seront surtout décelés au moyen de la teinture de tournesol qu'ils décolorent.

2° On falsifie la glycérine au moyen du glucose, ou bien en y ajoutant un sirop de sucre, de fécule ou du miel.

La falsification par le glucose sera démontrée en faisant bouillir dans un tube, avec un fragment de potasse caustique, une petite quantité du produit frelaté, qui prendra aussitôt une coloration foncée.

La glycérine ne dissout pas le sucre, mais elle se mêle au sirop de sucre, de miel ou de fécule, et le tient en suspension au-dessous de 10 pour 100.

On reconnaîtra cette fraude en versant dans le

mélange une goutte ou deux d'acide sulfurique ; il se formera aussitôt un dépôt grenu blanc, ce qui n'a pas lieu lorsqu'on agit de la même façon sur de la glycérine pure. (Cap.)

L'addition d'un sirop peut encore être décelée au moyen de l'alcool éthéré (alcool, 100; éther, 50). Deux volumes de cet alcool doivent dissoudre complétement un volume de glycérine et ne fournir aucun dépôt, même après douze heures de contact. S'il se formait un dépôt sirupeux, il démontrerait la falsification par un sirop de sucre, de fécule ou de miel.

Dans cette réaction, il peut se faire encore un dépôt d'une autre nature, grenu ou floconneux ; mais alors il est l'indice de la présence des sels de chaux.

Enfin, à tous ces moyens de constater la falsification de la glycérine, on peut joindre encore le polarimètre. La glycérine pure ne dévie pas la lumière polarisée, nous l'avons déjà dit, mais elle la déviera si elle renferme une matière sucrée.

§ 4.

De la glycérine comme excipient. Elle doit être préférée aux corps gras.

Nous avons enfin une glycérine irréprochable. Elle peut être employée seule ou bien associée à un ou plusieurs autres remèdes.

De cette association résulte une nouvelle classe de médicaments composés, que l'on désigne en pharmacie sous le nom de *glycérolés*.

La collection des glycérolés, déjà très-nombreuse, va chaque jour en s'enrichissant davantage. La glycérine tend à se substituer aux excipients généralement employés jusqu'ici dans un très-grand nombre de préparations. Nous allons voir quelles sont les raisons qui doivent la faire préférer.

En effet, que se propose-t-on dans la composition d'un médicament, si ce n'est de lui communiquer le plus d'activité possible pour atteindre le but thérapeutique cherché. Or, sous ce rapport, la glycérine est l'excipient par excellence.

Elle a le pouvoir de dissoudre, comme nous le verrons, un très-grand nombre de matières, et, par conséquent, de présenter le médicament sous un état favorable à l'absorption.

Elle n'exerce sur les corps aucune action décomposante, et elle leur communique au contraire des propriétés utiles et diverses, que nous ferons connaître.

En vertu de son action propre sur l'épiderme, qu'elle pénètre facilement, elle est plus que tout autre excipient capable d'entraîner avec elle les substances qu'elle tient en dissolution.

Elle partage ce pouvoir avec d'autres corps, tels que : l'alcool, l'éther, le chloroforme, les essences, le sulfure de carbone, les corps gras; mais elle a sur tous des avantages qui doivent la faire préférer, aujourd'hui qu'on sait lui donner telle consistance que l'on désire. En effet, l'alcool, l'éther, le chloroforme, les essences, le sulfure de carbone, ne peuvent être d'un usage pratique et général, en raison de leur état liquide, de leur volatilité et de leur action irritante. Quant aux corps gras, leur pouvoir de pénétration est très-faible, il est nombre de produits qu'ils ne dissolvent pas, tels que : extraits, tannin, sels métalliques, etc.; leur usage est incommode; ils tachent les vêtements et les appareils, ils forment sur les surfaces d'application une couche que l'on ne peut enlever qu'à l'aide de lavages répétés au savon; ils rancissent; enfin ils ne possèdent que de petites qualités, qui, jointes à de grands défauts, doivent en faire abandonner l'usage.

Si notre voix pouvait arriver jusqu'à la Commission en ce moment occupée à la rédaction du nouveau Codex, nous prierions cette Commission de prendre en considération les propriétés de la glycérine opposées aux inconvénients des corps gras, et de la leur substituer dans les préparations officinales, telles que huiles médicinales, baume tranquille, etc. En effet, pour ne choisir qu'un exemple, le baume tranquille, dont l'inertie est proverbiale, résulte cependant d'une macération prolongée dans l'huile de plantes vireuses énergiques. Mais celle-ci ne dissout de ces plantes que la partie verte ou chlorophyle, et ne fournit qu'un médicament insignifiant. La glycérine, au contraire, se charge des principes actifs de ces plantes. MM. Cap et Garot ont tenté l'expérience et obtenu des produits qui conservent au moins quelque chose de leur origine.

§ 5.

Du pouvoir dissolvant de la glycérine.

Après avoir dit comment la glycérine aide l'absorption des médicaments qu'elle tient en dissolution, nous montrerons sur combien de substances elle exerce son pouvoir dissolvant.

MM. Cap et Garot ont, à ce point de vue, mis la glycérine en contact avec un grand nombre de corps. Reprenant leurs travaux, M. Surun, ancien interne en pharmacie, a étendu ses recherches à la généralité des substances médicamenteuses.

C'est aux travaux de ces messieurs que nous emprunterons ce que nous allons dire sur le pouvoir dissolvant de la glycérine.

Ce pouvoir tient à la fois de celui de l'eau et de celui de l'alcool, dont elle se rapproche par sa composition. Il est quelquefois supérieur à celui de ces corps, ou s'étend à des substances contre lesquelles ils sont sans action. Ainsi l'émétique, insoluble dans l'alcool, est soluble dans la glycérine; le biiodure de mercure, l'iodure de soufre, la quinine, insolubles dans l'eau, sont solubles dans la glycérine, etc.

Il est quelques substances sur la solubilité desquelles on n'est pas d'accord ; nous les ferons remarquer chemin faisant.

Nous résumerons dans des tableaux successifs l'action dissolvante de la glycérine sur les corps, groupés d'après leur classification chimique.

1° *Du pouvoir dissolvant de la glycérine sur les métalloïdes.*

Glycérine	100	Dissolvent	Soufre. . .	0,1
—	—	—	Phosphore .	0,2
—	—	—	Iode. . . .	1,0
—	—	—	Brome. . .	En toute proport.

La glycérine dissout mieux les métalloïdes à chaud qu'à froid. Les dissolutions de soufre et de phosphore, que nous avons données, sont obtenues à chaud.

Après l'alcool, la glycérine est le meilleur dissolvant de l'iode ; elle peut en dissoudre, à chaud, jusqu'à 1,90 pour 100. Elle dissout la teinture en toute proportion et ne précipite pas d'iode lorsqu'on vient à ajouter de l'eau dans la solution.

2° *Du pouvoir dissolvant de la glycérine sur les composés binaires neutres.*

Glycérine	100	Dissolvent	Monosulfure de potassium.	en toute p.
—	—	—	Monosulfure de sodium. .	—
—	—	—	Monosulfure de calcium. .	—
—	—	—	Persulfure de potassium. .	25,00
—	—	—	Iodure de soufre.	1,60

Glycérine	100	Dissolvent	Iodure de potassium. . .	40,00
—	—	—	Iodure de zinc.	40,00
—	—	—	Proto-iodure de fer. . . .	En toute p.
—	—	—	Biiodure de mercure . . .	0,30
—	—	—	Bromure de potassium. .	25,00
—	—	—	Chlorure de sodium. . .	20,00
—	—	—	Chlorure de barium. . .	10,00
—	—	—	Chlorure de zinc.	50,00
—	—	—	Protochlorure d'antimoine.	En toute p.
—	—	—	Perchlorure de fer. . . .	—
—	—	—	Bichlorure de mercure. .	7,50
—	—	—	Cyanure de potassium. . .	32,00
—	—	—	Cyanure de mercure.. . .	27,00

Les composés binaires insolubles appartenant à la même catégorie sont : les sulfures métalliques; les proto-iodures de mercure et de plomb ; le proto-bromure de mercure; le proto-chlorure de mercure; le sulfure de carbone.

Avec MM. Cap et Garot, nous avons rangé le biiodure de mercure et l'iodure de soufre parmi les substances solubles dans la glycérine. Suivant M. Surun, la glycérine ne dissoudrait pas ces corps. Le biiodure de mercure ne serait soluble qu'en présence de l'iodure de potassium ; j'ai prié M. Grassi de répéter l'expérience, et il est arrivé au même résultat que M. Surun, c'est-à-dire négatif; quant à l'iodure de soufre, il se décomposerait dans la glycérine, comme il se décompose du reste dans l'alcool. Cependant MM. Cap et Garot disent positivement qu'en broyant à froid dans un mortier de verre :

Biiodure de mercure.	0,10	grammes.
Glycérine.	30,00	—

on obtient une dissolution ayant une légère teinte ambrée tirant sur le rouge, qui se trouble par l'addition d'une certaine quantité d'eau.

Pour l'iodure de soufre, MM. Cap et Garot regardent la glycérine comme son dissolvant naturel. Pour eux, le glycérolé qui résulte de cette solution est d'une conservation facile et prolongée, ce qui s'accorde assez mal avec ce qu'avance M. Surun, à savoir : que l'iode reste en solution et que le soufre se précipite presque en totalité.

Nous avons encore une remarque à faire sur la solution du proto-iodure de fer. Elle est vert émeraude, amère et astringente. D'après M. Vésu (de Lyon) elle est très-stable, et la présence de l'iode libre ne peut y être décélée par aucun réactif. Aussi propose-t-il de la substituer à la solution normale de Dupasquier, dans laquelle l'eau se trouve alors remplacée par une quantité correspondante de glycérine.

Pr.	Iode..	35 gr.
	Fer porphyrisé.	70 gr.
	Glycérine.	400 gr.

F. S. A.

Cette solution peut servir de base à plusieurs préparations, et, entre autres, à un sirop dont la formule, communiquée par M. Vézu, est la suivante :

Pr.	Solution d'iodure de fer. . .	4 gr.
	Sirop de gomme.	200 gr.
	Eau de fleur d'oranger. . .	30 gr.

(*Journal de Pharmacie et de Chimie*, octobre 1862.)

3° Du pouvoir dissolvant de la glycérine sur les acides minéraux.

Glycérine	100	Dissolvent	Acide sulfurique. . .	En toute prop.
—	—	—	Acide azotique. . . .	—
—	—	—	Acide phosphorique.	—
—	—	—	Acide chlorhydrique.	—
—	—	—	Acide arsénieux. . .	20,00
—	—	—	Acide arsénique. . .	20,00
—	—	—	Acide borique. . . .	10,00

L'acide chromique est décomposé par la glycérine et réduit à l'état de sesquioxyde de chrome. Cette réaction se fait à froid et s'accompagne d'une combustion vive avec projection.

4° Du pouvoir dissolvant de la glycérine sur les alcalis et bases minérales.

Glycérine	100	Dissolvent	Potasse caustique. . .	En toute prop.
—	—	—	Soude caustique. . .	—
—	—	—	Ammoniaque. . . .	—
—	—	—	Chaux.	En petite q.
—	—	—	Strontiane.	—
—	—	—	Baryte.	—
—	—	—	Protoxyde de plomb.	—

5° Du pouvoir dissolvant de la glycérine sur les sels minéraux.

Glycérine	100	Dissolvent	Carbonate de potasse . .	En g. prop.
—	—	—	Bicarbonate de potasse. .	—
—	—	—	Sulfate de potasse. . . .	—
—	—	—	Chlorate de potasse. . .	3,50
—	—	—	Arséniate de potasse. . .	50,00
—	—	—	Carbonate de soude. . .	98,00
—	—	—	Bicarbonate de soude. . .	8,00

Glycérine	100	Dissolvent	Borate de soude.	60,00
—	—	—	Arséniate de soude. . .	50,00
—	—	—	Hypochlorite de soude. .	En toute p.
—	—	—	Hypochlorite de potasse. .	—
—	—	—	Carbonate d'ammoniaque.	20,00
—	—	—	Chlorhydrate d'ammoniaq.	20,00
—	—	—	Alun.	40,00
—	—	—	Sulfate de fer.	25,00
—	—	—	Sulfate de zinc.	35,00
—	—	—	Sulfate de cuivre. . . .	30,00
—	—	—	Azotate d'argent.	En toute p.
—	—	—	Azotate acide de mercure.	—

Il y a bien d'autres sels solubles dans la glycérine, que nous ne nommons pas, parce que leur degré de solubilité n'a pas encore été déterminé.

Nous ferons remarquer ici que le glycérolé de nitrate d'argent n'est possible qu'avec une glycérine très-pure. Il se fait un précipité abondant toutes les fois qu'elle contient des chlorures ou qu'elle est mélangée à de l'eau non distillée.

Le bichromate de potasse est décomposé par la glycérine ; il en est de même du permanganate.

En général, tous les sels métalliques solubles dans l'eau sont solubles à peu près au même degré dans la glycérine.

Voyons maintenant l'action dissolvante de la glycérine vis-à-vis des différents corps du règne organique. A quelques exceptions près, elle se rapproche beaucoup de celle de l'alcool.

6° *Du pouvoir dissolvant de la glycérine sur les alcaloïdes.*

Glycérine	100	Dissolvent	Morphine.. . .	0,45
—	—	—	Codéïne. . . .	En toute prop.
—	—	—	Atropine.. . .	3,00
—	—	—	Strychnine. . .	0,25
—	—	—	Brucine. . . .	2,25
—	—	—	Vératrine. . .	1,00
—	—	—	Quinine. . . .	0,50
—	—	—	Cinchonine.. .	1,50

Les chiffres que nous venons de donner sont de M. Surun ; ils ne se rapportent pas entièrement avec ceux de MM. Cap et Garot, qui regardent la morphine comme insoluble, et pour qui 100 de glycérine ne dissolvent que 2 d'atropine et 1,50 de brucine.

L'alcool dissout les alcaloïdes beaucoup mieux que la glycérine, qui, cependant, en est après lui le meilleur dissolvant ; l'huile vient ensuite et l'eau en dernier.

7° *Du pouvoir dissolvant de la glycérine sur les acides organiques.*

Glycérine	100	Dissolvent	Acide acétique. . . .	En toute prop.
—	—	—	Acide citrique.. . . .	—
—	—	—	Acide tartrique. . . .	—
—	—	—	Acide oxalique.. . .	15,00
—	—	—	Acide lactique. . . .	En toute prop.
—	—	—	Acide benzoïque. . .	10,00
—	—	—	Acide tannique. . . .	50,00

Le chiffre 50 du tannin doit s'entendre d'une dissolution à chaud. A froid la glycérine en dissout 25 pour 100.

8° *Du pouvoir dissolvant de la glycérine sur les sels organiques.*

Glycérine	100	Dissolvent	Chlorhydrate de morphine. . .	20,00
—	—	—	Sulfate d'atropine..	33,00
—	—	—	Sulfate de strychnine.	22,50
—	—	—	Azotate de strychnine.	4,00
—	—	—	Sulfate de quinine.	2,75
—	—	—	Tannate de quinine.	0,75
—	—	—	Acétate de plomb..	20,00
—	—	—	Acétate neutre de cuivre. . . .	10,00
—	—	—	Tartrate antimonié de potasse. .	5,50
—	—	—	Tartrate de potasse et fer. . .	8,00
—	—	—	Lactate de fer.	16,00

Nous ferons remarquer la grande solubilité des sels alcaloïdes relativement à celle de leurs bases.

9° *Du pouvoir dissolvant de la glycérine sur les sucres, gommes, extraits, résines, essences, baumes, etc.*

La glycérine ne dissout pas l'amidon, elle le pénètre, le gonfle, le ramollit et forme avec lui une espèce d'empois qui devient très-stable si on le chauffe.

Elle ne dissout les sucres qu'à la faveur de l'eau qu'elle contient; c'est dire qu'elle se mêle très-bien aux sirops.

Elle se comporte de même vis-à-vis des gommes.

Elle se mêle à l'alcool en toute proportion et dissout très-bien tous les produits obtenus par cet agent, tels que : extraits, teintures et alcoolats, sauf quelques exceptions fournies par les teintures de musc, de castoréum, de tolu, benjoin, assa-fœtida, gomme-gutte, alcool camphré, qui se troublent par l'adjonction de la glycérine, parce qu'elle ne dissout pas les huiles fixes et essentielles, non plus que les résines.

L'éther, les teintures et extraits éthérés sont insolubles dans la glycérine.

M. Surun classe aussi le chloroforme parmi les substances insolubles ; mais on arrive cependant très-bien à le suspendre dans la glycérine, en l'agitant avec cette substance dans un mortier pendant un certain temps, et nous donnerons plus loin plusieurs glycérolés de chloroforme.

La glycérine dissout tous les sucs des végétaux et se charge de leurs principes actifs beaucoup mieux que ne le font l'eau et l'huile, à moins que ces principes actifs ne soient des résines. Elle ne dissout pas non plus la chlorophyle.

Les extraits sont très-solubles dans la glycérine.

Tous ces produits ont l'avantage de se conserver longtemps sans altération.

La glycérine n'agit pas sur les résines, mais elle gonfle et ramollit les gommes résines. Ainsi elle donne avec la gomme ammoniaque, dans la proportion de 1 pour 7 de glycérine, une crême épaisse passant à travers un linge et d'une grande fixité.

Elle dissout les essences, mais en trop petite quantité pour qu'elle puisse leur servir de véhicule, car elle précipite leurs solutions concentrées. Ainsi il faut 400 de glycérine pour dissoudre 1 de camphre.

Elle se comporte de même avec l'essence de térébenthine, l'essence d'amandes amères, la benzoïne, la benzine, le baume du Pérou, le baume de Tolu.

Elle dissout plusieurs des produits qui se forment pendant la distillation des matières organiques, tels que le goudron, la créosote, le coaltar.

Suivant M. Chevreul, la glycérine se mêlerait aux corps gras comme l'axonge ; mais cela ne peut être qu'en très-petite quantité. On regarde ces corps et leurs dérivés, tels que les acides gras, comme insolubles dans la glycérine. — D'après MM. Hébert et Reveil, la glycérine dissout cependant la matière sébacée.

Enfin elle dissout très-bien les matières colorantes, soit d'origine végétale : garance, bois de campêche, rhubarbe ; soit d'origine animale : cochenille.

§ 6.

De la dose du médicament actif dans les glycérolés.

Après les détails dans lesquels nous venons d'entrer, il sera facile au praticien de prescrire la glycérine comme excipient, de juger avec quels corps il a avantage à l'associer et avec quels autres il existe de l'incompatibilité. Quant à la dose du médicament actif, comment sera-t-elle réglée ?

Nous démontrerons plus loin que la glycérine a une action spéciale sur nos tissus et qu'elle est douée d'une puissance de pénétration considérable. Elle imbibe facilement l'épiderme, entraînant avec elle les substances qu'elle tient en dissolution. Elle leur communique donc, toutes choses égales d'ailleurs, une activité plus grande que celle qui leur est ordinaire. Aussi conseillons-nous, d'une façon générale, lorsqu'il s'agira d'associer à la glycérine des médicaments très-irritants, d'en diminuer la dose habituelle.

§ 7.

De la forme pharmaceutique dans les glycérolés.

La glycérine est susceptible de figurer dans presque toutes les formes pharmaceutiques, soit magistrales, soit officinales.

1° *Tisanes.* — La glycérine peut être introduite dans les tisanes, à la dose de 30 à 60 grammes pour 500 ou 1000 grammes de véhicule. — Angine, ulcérations intestinales, typhoïques, dyssentériques, etc.

2° *Potions.* — La glycérine est donnée en potion pour elle-même, ou bien elle figure dans ces préparations comme excipient; occupons-nous de ce second point seulement.

La glycérine sera employée avec avantage comme véhicule du chloroforme, de certains alcaloïdes, etc.

Exemple : *Potion au chloroforme.*

Pr. Chloroforme. . }
Glycérine. . . } āā 2 à 4 gr.

Agitez dans un mortier jusqu'à ce que le mélange soit complet, et ajoutez peu à peu, en continuant de remuer :

Eau de laitue. . . . . 130 gr.
Sirop de fleur d'oranger. 25 gr.

On obtient ainsi une potion stable et pouvant se conserver longtemps sans déposer. (Bonnet, interne en médecine, *Bulletin de Thérapeutique*, 1861.)

M. Debout préfère la variante qui suit, dans l'association de la glycérine avec le chloroforme destiné à l'usage interne :

Pr. Glycérine. . . 30 gr.
Chloroforme. . 2 gr.

Mêlez avec soin dans un mortier et renfermez dans un flaçon bouché à l'émeri.

A prendre par cuillerée à café dans un verre d'eau ou une infusion froide de fleurs béchiques.

EXEMPLE : *Potion au sulfate de quinine.*

Pr. Sulfate de quinine. . . 1 gr.
Glycérine. . . . . . . 30 gr.
Infusion de café sucrée. 120 gr.

Faites dissoudre le sulfate de quinine dans la glycérine et ajoutez l'infusion de café. S'il se formait du tannate de quinine, il serait redissous par la glycérine.

3° *Glycérolés solides ou glycérats.* — On désigne sous le nom de glycérolés solides ou simplement de glycérats les pommades qui ont la glycérine pour excipient.

On distingue des glycérats simples et des glycérats composés.

A. Les glycérats simples sont formés par la glycérine unie à une substance inerte propre à lui donner une consistance convenable.

Les glycérats composés ne sont autre chose que des glycérats simples, auxquels on ajoute un médicament ou base active.

La substance inerte dont on se sert pour composer le glycérat simple est le plus souvent la poudre d'amidon ; quelquefois on emploie la poudre de savon animal; enfin la poudre de guimauve pourrait aussi remplir ce rôle.

Les poudres d'amidon et de guimauve ont été proposées par MM. Cap et Garot. Quant à la poudre de savon, M. Thirault, pharmacien à Saint-Etienne, s'en est servi dans deux glycérats que nous donnerons plus loin ; mais rien ne nous semble devoir empêcher la généralisation de son emploi.

MM. Cap et Garot faisaient digérer à froid dans la glycérine les poudres d'amidon ou de guimauve. Celles-ci, en se gonflant, formaient, au bout de quelques heures, ce que ces messieurs appelaient : la pommade soluble. Malheureusement, n'étant qu'à l'état de simples mélanges, les poudres solidifiantes se précipitaient et détruisaient l'homogénéité indispensable à la préparation.

Mais le grand pas était fait, il n'y avait plus qu'à donner un petit coup de feu au mélange, pour lui communiquer la stabilité cherchée, en faisant pénétrer la glycérine dans toute l'épaisseur du grain d'amidon.

A froid, MM. Cap et Garot employaient la glycérine et l'amidon par parties égales ; à chaud, après différents essais où l'amidon variait de 6 à 8 pour 30 de glycérine, M. Grassi est arrivé à un produit formé de :

Glycérine. . .	30 gr.
Amidon. . . .	2 gr.

La quantité d'amidon dans cette proportion nous a donné les meilleurs résultats.

La formule de M. Simon, de Berlin, donne les proportions suivantes :

Glycérine. . .	30 gr.
Amidon. . . .	6 gr.

On fait chauffer la glycérine et l'amidon dans une capsule de porcelaine, en ayant soin de remuer le mélange jusqu'à l'hydratation complète de l'amidon. Suivant M. Surun, sous l'influence d'une action prolongée de la chaleur, le glycérat d'amidon acquiert une odeur désagréable ; c'est pourquoi il ajoute de l'eau à la glycérine pour aider à l'hydratation de l'amidon qui se prend en empois bien plus facilement. Il propose :

Glycérine. . .	85 gr.
Amidon. . . .	5 gr.
Eau.	10 gr.

Délayez l'amidon dans l'eau, ajoutez-y la glycérine et chauffez dans une capsule, en remuant jusqu'à consistance de gelée.

Quoique ne renfermant que 5 pour 100 d'amidon, ce glycérat aurait, suivant M. Surun, une consistance convenable.

Le glycérat d'amidon ressemble beaucoup à la gelée de silice nouvellement précipitée ; il est transparent et très-doux au toucher. Il jouit de propriétés émollientes qui le recommandent dans le cas d'irritation de la peau, démangeaisons, etc.

Le glycérat de savon renferme :

Glycérine.	30 gr.
Poudre de savon animal.	1 à 4 gr.

On aromatise avec une essence.

On fait dissoudre, au bain-marie, le savon dans la glycérine; puis, quand l'opération est terminée; on verse le mélange dans un mortier de marbre légèrement échauffé, et on agite la masse jusqu'au refroidissement.

B. Les glycérats d'amidon et de savon sont, comme nous l'avons dit, les radicaux de glycérats composés, et n'ont pas besoin d'être formulés spécialement. Il suffit de désigner celui que l'on choisit, sa quantité, ainsi que celle de la base.

PREMIER EXEMPLE.

Pr.	Glycérat d'amidon. .	30,00
	Précipité rouge. . .	0,50

F. S. A.

DEUXIÈME EXEMPLE.

Pr. Glycérat de savon. . . 30 gr.
Stéarate de quinine. . 4 gr.

Le stéarate de quinine, à la faveur du stéarate de soude contenu dans le savon, se dissout dans la glycérine, et se trouve dans les conditions favorables à l'absorption. (Thirault.)

Quant aux motifs qui, entre les deux glycérats simples que nous avons fait connaître, doivent faire préférer l'un à l'autre, dans la formule d'un glycérat composé, ils se tirent de la nature de la base qui peut être incompatible avec l'un et non avec l'autre, qui se dissout dans le premier et non dans le second, etc., de la surface d'application, du but thérapeutique qu'on se propose. Dans nombre de circonstances, du reste, le choix sera complétement indifférent.

Les glycérats sont, suivant l'expression de M. Debout, des pommades *très-élégantes,* onctueuses au toucher, non susceptibles de rancir, d'une consistance fixe, échappant à l'influence de la température circonvoisine. Un simple lavage à l'eau suffit pour en débarrasser les parties sur lesquelles on les a étendus.

Toutes choses égales d'ailleurs, leur degré d'activité est supérieur à celui des pommades ordinaires correspondantes. Aussi, lorsqu'on doit agir, par leur entremise, sur une surface délicate et avec un médicament irritant, convient-il de diminuer la dose habituelle de ce dernier.

M. Surun pense qu'il ne faut avoir recours aux glycérats simples, pour excipients, que lorsque la base sera insoluble dans la glycérine.

Ainsi, pour lui, la formule suivante est mauvaise :

Glycérat d'amidon. . . .	30 gr.
Iodure de potassium. .	4 gr.

et il lui substitue :

Glycérine.	30 gr.
Iodure de potassium.	4 gr.

Nous ne comprenons pas cette restriction et nous ne saurions l'admettre. N'est-il pas, en effet, évident que dans nombre de circonstances l'application topique d'un médicament exige chez celui-ci une forme solide ou demi-molle, et qu'une solution ne peut remplacer une pommade ?

Ce que nous avons dit de la supériorité générale de la glycérine sur les corps gras, dans l'emploi médical, nous dispense d'entrer dans de nouveaux détails pour prouver combien les glycérats sont supérieurs aux pommades jusqu'ici en usage, et qui ont aujourd'hui fait leur temps.

4° *Glycérolés liquides ou liniments, lotions, fomentations, embrocations.* —La base est dissoute par la glycérine, et du mélange résulte un médicament qui s'applique en onctions, lotions, frictions, fomentations... Nous allons citer quelques exemples.

Nous mentionnerons seulement les glycérolés de jusquiame, de belladone, de pavots, de stramoine, de cantharides, de garou, de camomille, de rhue..., que MM. Cap et Garot ont préparés, et qui doivent être substitués aux oléolats correspondants; le glycérolé narcotico-aromatique, qui n'est autre que le baume tranquille, obtenu au moyen de la glycérine. En attendant que les pharmaciens soient approvisionnés de ces produits officinaux, préparés avec les plantes fraîches, nous allons donner quelques formules qui montreront comment on suppléera à l'absence de ces produits. Il s'agit de se rappeler la facilité avec laquelle la glycérine dissout les extraits et les teintures.

Glycérolé de jusquiame.

Clycérine. . . . . . 32 gr.
Extrait de jusquiame. 4 gr.

Pour frictions sur le cou, dans le cas de torticolis rhumatismal.

Glycérolé de digitale.

Glycérine. . . . . . 30 gr.
Teinture de digitale. . 6 gr.

pour fomentations sur les jambes œdématiées.

On formulerait de même des glycérolés d'extraits ou de teintures d'opium, de belladone, de cachou, de rhue, de garou, etc., etc.

Glycérolé ammoniacal.

Glycérine.	32 gr.
Ammoniaque.	4 gr.

Ce glycérolé est destiné à remplacer le liniment volatil.

Glycérolé au cyanure de potassium.

Glycérine.	32,00
Cyanure de potassium. .	0,50 à 1 gr.

Appliquez, au moyen d'une compresse, sur les parties douloureuses, dans la névralgie de la face.

Glycérolé de chloroforme.

Glycérine. . .	32 gr.
Chloroforme. .	4 à 6 gr.

Mêlez exactement dans un mortier. Pour applications locales dans le lumbago, la goutte, etc.

Glycérolé de sulfate de strychnine.

Glycérine.	32,00	
Sulfate de strychnine.	0,32	(Matice.)

pour frictions sur les membres paralysés.

Glycérolé de tannin.

Glycérine. . . .	32 gr.
Tannin.	6 gr.

Pour application, à l'aide de tampons d'ouate, dans le traitement de la vaginite. (Voir plus loin.)

Cette classe de médicaments est susceptible, comme on voit, de multiplications nombreuses.

5° *Collyres.* — On prépare avec la glycérine

deux espèces de collyres : 1° des collyres liquides, 2° des collyres mous ou glycérats ophthalmiques. Nous verrons plus loin, lorsque nous parlerons des applications de la glycérine aux maladies des yeux, les nombreux avantages des collyres à la glycérine.

Nous ferons seulement remarquer ici que la glycérine communique aux collyres liquides une consistance sirupeuse, qu'on recherchait dans les anciennes préparations par l'adjonction de mucilages. Mais ces mucilages, selon la remarque de M. Dannecy, pharmacien à Bordeaux, formaient, en présence des sels métalliques, un précipité qui privait le collyre de la presque totalité de son action.

Pr.	Borax.	1 gr.
	Glycérine blanche. . .	10 gr.
	Eau de laurier-cerise.	5 gr.
	Eau distillée.	84 gr.

Dissolvez pour un collyre. (M. Dannecy, pharmacien à Bordeaux.)

Pr.	Glycérine pure. . .	30 gr.
	Borate de soude. . .	2 à 4 gr.

Ce dernier collyre et d'autres analogues à base de sulfate de cuivre, de teinture d'iode, de tannin, de perchlorure de fer, de laudanum, etc., ont été employés par M. Foucher.

Pr.	Glycérat d'amidon. . .	15,00
	Bioxyde de mercure.	0,25

Ce glycérat est destiné à remplacer les pommades

ophthalmiques dites du Régent, de Desault, de Lyon, etc.

Ces collyres s'emploient absolument comme les collyres ordinaires.

6° *Injections.* — M. Foucher a donné avec succès des injections de glycérine étendue d'un quart ou d'un tiers d'eau, entre les paupières d'enfants atteints d'ophthalmie purulente.

Injection désinfectante.

Pr. Glycérine. . . . . . 30 gr.
Eau de laurier-cerise. 30 gr. (Autier, d'Amiens.)

Injection urétrale.

Pr. Glycérine. . . . . . 32 gr.
Acide tannique. . . 2 gr.

dans la blennorrhagie.

Injection vaginale.

Pr. Glycérine. 32,00
Teinture d'iode. . . 1,50 à 2 gr.

dans la vaginite.

7° *Lavements.* — Nous ne dirons pas ici les propriétés thérapeutiques qui recommandent l'emploi de la glycérine sous cette forme. On en jugera plus loin.

Pr. Glycérine. . . 30 gr.
Eau. . . . . 150 gr.

(Laudé, de Marvejols, dyssenterie.)

Pr. Iode. . . . . 1 gr.
Iodure de potassium. 1 gr.
Glycérine. . . . . . 50 gr.
Eau. . . . . 150 gr.

(Dyssenterie rebelle.)

Lavement fébrifuge.

Pr. Glycérine. . . . . 60 gr. (Proposé par M. Surun.)
Sulfate de quinine. 1 gr.

8° *Gargarismes et collutoires.*

Gargarisme émollient.

Pr. Eau d'orge. . 150 gr.
Glycérine. . . 50 gr.

Gargarisme astringent.

Pr. Infusion de roses de Provins. 150 gr.
Alun.. . . . . 4 gr.
Glycérolé rosat. . . . . . . 30 gr.

Collutoire au borax.

Pr. Borax.. . . . . 10 gr.
Glycérolé rosat. . 20 gr.

Collutoire au nitrate acide de mercure.
(Docteur Matice.)

Pr. Nitrate acide de mercure. 1 gr.
Glycérine.. . . . . . . 30 gr.

9° *Sparadraps et collodion.* — MM. Cap et Garot ont préparé à l'aide de mélanges de poudre de gomme arabique et de glycérine, étendus soit sur du papier, soit sur de la toile, des sparadraps très-adhérents et en même temps conservant leur souplesse. Toutes les matières solubles dans la glycérine peuvent être introduites dans les sparadraps. Les proportions entre les deux substances varient réciproquement entre 1 et 4.

Ces messieurs ont également préparé un collodion glycériné. Ce n'est autre chose que du collodion ordinaire, renfermant 2 pour 100 de glycérine. Cette faible addition de glycérine suffit pour donner au collodion de la souplesse et de la flexibilité, et empêcher qu'il ne se fendille et qu'il ne rétracte les tissus sur lesquels on l'applique.

10° *Cataplasmes.* — Les cataplasmes agissent surtout à l'aide de l'humidité qu'ils recèlent. On leur conservera longtemps leur mollesse et on les empêchera de se dessécher, en ajoutant de la glycérine à la pâte dont ils sont composés.

J'ai remarqué aussi que l'intervention de la glycérine dans les cataplasmes laudanisés leur communiquait des propriétés calmantes beaucoup plus accusées. En pareil cas je recommande de verser à la surface de chaque cataplasme, au moment de son application, une cuillerée du glycérolé suivant :

Glycérine.	50 gr.
Laudanum de Sydenham.	10 gr.

Le glycérolé d'amidon est un excellent cataplasme, que l'on réservera pour les parties délicates telles que la figure et pour l'usage des sujets à peau fine, comme les femmes et les enfants. On lui incorporera, suivant les cas, des extraits et des teintures calmants.

11° *Bains.* — L'action de la glycérine sur la peau, dont on trouvera l'étude dans le chapitre suivant, doit engager les praticiens à se servir de cette substance sous forme de bains, non-seulement dans la plupart des maladies de l'appareil cutané, mais encore chez les sujets dont l'épiderme est épais et naturellement dur, sec et rugueux. Si les faits dénoncés par MM. Hébert et Reveil se confirmaient, savoir : que la glycérine ajoutée à l'eau d'un bain devient l'agent de l'absorption des substances solubles dissoutes dans ce bain, son usage serait encore appelé à se généraliser bien davantage. Malheureusement, les expériences que nous avons instituées sur ce point ne nous ont pas donné les résultats annoncés par ces messieurs, en sorte que la question, pour nous, reste pendante, jusqu'à ce que de nouveaux éclaircissements viennent la décider. On lira plus loin ce qui se rapporte à ce grave sujet, qui intéresse également le physiologiste et le médecin, nous voulons parler de l'absorption par la peau. En attendant, donnons les formules de quelques bains. Ces formules sont dues à M. Reveil, qui les a publiées dans le *Traité de Thérapeutique* de MM. Trousseau et Pidoux, 7me édition, 1862.

M. Reveil préconise surtout l'administration au moyen de l'hydrofère de bains glycérinés.

Quel que soit le mode de balnéation, la dose de glycérine est de 500 grammes pour chaque espèce de bains, à l'exception du bain émollient, qui comporte une plus grande quantité de glycérine.

1° *Bains glycérinés à l'hydrofère.*

Bain émollient.

Pr.	Glycérine. . .	1,000 gr.
	Eau.	1,000 gr.

Bain alcalin.

Pr.	Carbonate de soude cristallisé.	8 gr.
	Eau.	1,500 gr.
	Glycérine.	500 gr.

Bain au bicarbonate de soude.

Pr.	Bicarbonate de soude.	8 gr.
	Eau.	1,500 gr.
	Glycérine.	500 gr.

Bain iodo-bromuré.

Pr.	Iodure de potassium. .	8 gr.
	Bromure de potassium. .	4 gr.
	Eau.	1,500 gr.
	Glycérine.	500 gr.

Bain chloro-iodo-bromuré.

Pr.	Iodure de potassium. .	6 gr.
	Bromure de potassium. .	2 gr.
	Chlorure de sodium. . .	100 gr.
	Eau.	1,500 gr.
	Glycérine.	500 gr.

Bain iodo-ioduré.

Pr.	Iode.	2 gr.
	Iodure de potassium.	8 gr.
	Eau.	1,500 gr.
	Glycérine.	500 gr.

Bain térébenthiné.

Pr. Eau. . . . . 1,500 gr.
Glycérine. . . . . 500 gr.
Alcoolat de Fioraventi. 125 gr.
Essence de térébenthine. 20 gr.

Eviter d'inhaler la poussière de ce bain.

Bain arsenical.

Pr. Arséniate de soude. 0,40 gr.
Eau. 1,500,00
Glycérine. 500,00

Bain de sublimé.

Pr. Sublimé corrosif. 4 gr.
Glycérine. . . . . 500 gr.
Eau. . . . . 1,500 gr.

Bain au perchlorure de fer.

Pr. Perchlorure de fer à 40°. 10 gr.
Eau. . . . . 1,500 gr.
Glycérine. . . . . 500 gr.

2° *Bains glycérinés ordinaires.*

Bain aromatique.

Pr. Teinture de benjoin. 125 gr.
Glycérine. . . . . . . 500 gr.

On préparera de même les bains avec l'alcoolat de Cologne.

Bain de sublimé.

Pr. Sublimé. . . . . 10 gr.
Glycérine. . . . . . . 500 gr.

Bain au sulfure de potassium.

Pr. Sulfure de potassium. 100 gr.
Glycérine. . . . . . . 500 gr.

Bain au carbonate de soude.

Pr. Carbonate de soude cristallisé. . 100 gr.
Glycérine. . . . . 500 gr.

S'il n'est pas prouvé que la glycérine ajoutée à des bains médicamenteux leur communique la propriété d'être absorbés en grande abondance, il est toujours constant qu'elle augmente leur action sur le tégument externe; c'est pourquoi nous engageons ceux qui voudront prescrire ces bains à diminuer la dose ordinaire du médicament actif dans la rédaction de leurs formules.

12° *Sinapisme.* — Il n'est pas jusque dans la confection du sinapisme que la glycérine n'ait été appelée à remplir un rôle, en simplifiant beaucoup l'application de ce topique d'un usage si fréquent.

Pr. Glycérine. . . . . 12 gr.
Amidon. . . . . 10 gr.
Essence de moutarde. . . 10 goutt.

Mélangez ces substances et étendez-en une couche mince soit sur du taffetas gommé, soit sur une pièce de linge, soit sur du papier collé, que l'on applique ensuite à l'endroit où l'on veut établir une révulsion. Celle-ci est déterminée avec une promptitude et une énergie plus grandes qu'en employant la meilleure moutarde.

M. Grimault, qui a publié dans le *Bulletin de Thérapeutique* (t. LVIII) ce procédé de la médication révulsive, fait remarquer justement que la préparation qu'il propose n'est pas extemporanée, qu'elle peut être conservée longtemps dans un flacon bien bouché sans perdre ses propriétés comme la farine de moutarde, et qu'en vertu de son petit volume, elle peut être facilement introduite dans la trousse du voyageur. — Une bonne précaution sera d'agiter le mélange avant de l'employer.

Si nous insistons sur les détails, c'est que souvent avec de petites choses on arrive à de grands résultats.

DEUXIÈME PARTIE.

HISTOIRE THÉRAPEUTIQUE DE LA GLYCÉRINE.

CHAPITRE I.

ACTION PHYSIOLOGIQUE DE LA GLYCÉRINE.

Nous croyons nécessaire de faire précéder l'histoire thérapeutique de la glycérine de l'étude de cette substance dans ses rapports avec les éléments des tissus, avec ces tissus eux-mêmes privés de vie et avec l'organisme fonctionnant régulièrement. — Ces détails auront pour avantage de faire pressentir et d'expliquer le mode d'action de la glycérine vis-à-vis de certains phénomènes morbides et de diriger le praticien dans son application.

L'analogie de ses caractères physiques avec ceux de l'huile a fait dire qu'elle était, de même que les corps gras, complétement inerte, qu'elle n'agissait qu'en isolant les tissus malades, à la manière d'un vernis, en les soustrayant au contact de l'air et à toute cause extérieure de contagion.

C'est là l'opinion qui a été formulée à la Société de chirurgie (séance du 18 novembre 1855), dans la discussion soulevée par une communication de M. Denonvilliers, sur les succès que nous avions obtenus au moyen de la glycérine.

Or, rien n'est moins fondé que cette analogie et que la déduction qui en a été tirée.

Loin de ressembler aux corps gras, la glycérine s'en éloigne au contraire beaucoup, pour se rapprocher de l'alcool.

A la vérité, elle ne brûle pas les parties sur lesquelles on l'applique ; mais, est-ce à dire pour cela qu'elle soit complétement inerte ? On est actuellement trop enclin à rechercher les remèdes aux maladies parmi les moyens violents et à regarder comme insignifiants ceux qu'on n'est pas obligé de manier avec mesure et circonspection.

La glycérine jouit de propriétés qui lui sont spéciales, et son action est incontestable, ainsi que nous allons le démontrer.

§ 1.

Action de la glycérine sur les éléments des tissus organiques et sur les globules du pus.

M. Robin, dont personne ne conteste l'autorité dans ces sortes de recherches, regarde la glycérine comme le meilleur véhicule pour l'étude microscopique des éléments des tissus. Il a constaté qu'elle était douée d'un pouvoir de pénétration énorme, qu'elle les imbibait tous primitivement molécule à molécule, de manière à rendre quelquefois évidents des détails de structure qui, sans elle, auraient passés inaperçus et que consécutivement elle les modifiait de différentes manières.

Elle rend transparentes les fibres des tissus musculaire et cellulaire et la substance amorphe des bourgeons charnus. Elle agit de même sur les éléments glandulaires et les os frais dont M. Robin a pu, grâce à elle, étudier les ostéoplastes.

Sur d'autres éléments, elle exerce une action contraire. C'est ainsi qu'elle resserre les globules sanguins sans les déformer; puis, peu à peu, si le contact est suffisamment prolongé, elle les rend plus minces, les pâlit et les dissout enfin.

Pour les globules du pus, elle les resserre de manière à en diminuer le diamètre de moitié environ, en augmentant leur résistance; consécutivement, elle les pâlit et les réduit en une trame déliée et transparente.

Elle modifie également les caractères physiques des cellules épithéliales.

Elle attaque les principes graisseux qu'on rencontre dans les éléments anatomiques; elle les pâlit en même temps qu'elle les dissout peu à peu.

Ces détails observés par M. Ch. Robin, en montrant les modifications qu'imprime la glycérine aux éléments des tissus, autorisent à penser que les phénomènes qui se passent dans ces tissus vivants reçoivent des modifications identiques et qu'ils peuvent être ramenés à leur état normal, alors que la vie y a été troublée par quelque influence morbide.

§ 2.

Action de la glycérine sur les tissus pris en masse ou matières organiques animales et végétales, et sur le virus-vaccin. — Son pouvoir conservateur et antiputride.

Si de l'action de la glycérine sur les éléments des tissus nous passons à son action sur ces tissus pris en masse, nous arrivons à parler d'une propriété bien remarquable que nous découvrîmes dans la glycérine : celle de conserver les matières organiques d'origine soit animale, soit végétale.

J'ai fait, à ce sujet, des expériences avec le concours de M. Luton, qui les a rapportées dans une note lue devant la Société de biologie (séance du 21 décembre 1855) et que nous transcrivons ici.

« Les résultats remarquables obtenus dans le pansement des plaies avec la glycérine excitaient assez d'intérêt pour que l'on cherchât à se rendre compte de cette action, dont l'efficacité est incontestable. Les propriétés antiseptiques de la glycérine, son intervention heureuse contre la pourriture d'hôpital et les ulcères putrides ou spécifiques, indiquaient la marche naturelle qu'il fallait suivre pour arriver à ce but. On mit des matières organiques en contact avec la glycérine, et celle-ci les préserva de la putréfaction.

Tel est en peu de mots le résultat des expériences qui ont été entreprises par M. Demarquay, dans ces derniers temps. Nous avons d'autant plus volontiers participé à ces essais, que certaines notions chimiques relatives à la glycérine nous donnaient une grande confiance dans la réussite. Nous allons donc résumer ici les principales expériences que nous avons déjà faites et montrer les résultats obtenus.

Première série d'expériences. — Le 26 octobre 1855, nous avons plongé de la chair musculaire de bœuf et de mouton, ainsi que des parties de végétaux, d'une part dans de la glycérine pure, d'autre part dans de l'eau ordinaire. Bientôt les tissus plongés dans l'eau se sont putréfiés et aujourd'hui ils sont complétement dissous, tandis que la glycérine a conservé intactes les matières qu'elle recouvrait. Elle-même n'a subi dans sa constitution aucune modification sensible; aucune odeur ne s'exhale des vases d'expérience qui la renferment.

Deuxième série. — Ces premiers essais ont été faits sur de petites quantités de matières. Ils furent répétés bientôt sur de plus larges bases. Le 10 novembre, on plongea dans de grands bocaux, au milieu de la glycérine pure, des côtelettes de mouton, des tranches de bœuf cru, un pigeon tout entier. Jusqu'à ce jour, c'est-à-dire après un intervalle de plus de quarante jours, la conservation a été parfaite. Les tissus se sont un peu contractés, ils sont demi-transparents, comme gélatineux et cependant très-fermes. La fibre musculaire striée a conservé sa structure d'une manière encore très-évidente. Aucune odeur ne s'exhale des vases.

Dans une autre expérience on a employé un mélange à proportions égales de glycérine et d'eau. La liqueur s'est un peu troublée, comme si elle avait dissous quelques substances organiques; cependant la putréfaction ne s'est nullement manifestée dans ce cas.

Troisième série. — Dans toutes ces expériences les matières ont été plongées au milieu de la glycérine; on essaya ensuite de conserver les tissus, en injectant cette substance dans les artères.

Le 19 novembre, le pied d'un homme mort le 13 fut injecté avec de la glycérine pure. L'injection fut poussée jusqu'à ce qu'elle revînt par les veines. Aujourd'hui encore, 21 décembre, c'est-à-dire plus d'un mois après l'injection, ce pied paraît aussi frais que le jour où il a été détaché du cadavre auquel il appartenait. La peau a conservé sa couleur normale; toutes les articulations sont souples; les tissus ont leur fermeté naturelle. Sur la surface de section, on voit les muscles raccornis, durcis et couverts de moisissures. Ces apparences excluent l'idée de la décomposition ammoniacale.

Le 5 décembre, on a injecté deux autres pieds et

un avant-bras tout entier. La conservation jusqu'à ce jour est parfaite. Cet essai est moins concluant que l'autre, puisqu'il y a une différence de quinze jours entre les deux ; mais il n'a pas moins quinze jours de date, et par conséquent il n'est pas sans valeur.

L'un des deux pieds a été disséqué en partie, le mardi 14 décembre, c'est-à-dire il y a cinq jours. La préparation a fourni des résultats très-satisfaisants. On peut voir que les tissus imbibés de glycérine ont conservé leur humidité et leur couleur normales et qu'ils présentent un très-bel-aspect.

Quatrième série. — Le 9 décembre, deux fœtus jumeaux et morts-nés, de cinq mois et demi, ont été injectés avec de la glycérine par le cordon ombilical. Le résultat, bien que l'expérience soit encore un peu récente, a été le même. — La conservation jusqu'à ce jour est complète.

Quant aux conditions physiques auxquelles toutes ces pièces ont été soumises, les voici : Elles ont toujours été à l'abri des froids de cette saison et exposées à la température d'une chambre habitée. Les vases, dans les premières expériences, n'ont jamais été couverts ; ainsi donc, les influences qui favorisent le plus la putréfaction n'ont pas cessé de s'exercer dans le cours de ces expériences.

La glycérine est donc un agent conservateur des matières organiques. Mais pour quel intervalle de temps son action est-elle efficace? C'est ce que la suite nous apprendra.

Ces essais demandent à être répétés sur une plus grande échelle. M. Demarquay doit injecter des cadavres d'adultes avec de la glycérine pure ou étendue d'eau. On verra alors quel parti on pourra tirer de cette substance pour l'embaumement des morts, ou tout au moins pour la conservation temporaire des cadavres destinés aux dissections; et, il faut le dire, les faits que nous avons sous les yeux prouvent déjà l'avantage que l'on pourrait tirer de la glycérine dans cette circonstance. Bientôt, nous l'espérons, les expériences de M. Demarquay seront concluantes à ce sujet.

Aujourd'hui, après de nouvelles expériences entreprises dans des conditions très-variées, et aux différentes époques de l'année, nous sommes arrivés aux conclusions suivantes :

1° Les matières organiques, plongées dans la glycérine peuvent être conservées indéfiniment, pourvu que l'immersion ait été suffisamment prolongée.

La durée de l'immersion doit être en raison directe du volume de la substance que l'on veut conserver. J'ai chez moi des côtelettes de mouton retirées de la glycérine depuis au moins six ans, et qui sont encore très-fraîches. Elles ont leur forme, leur couleur, leur volume et leur souplesse primitifs, et elles n'exhalent aucune odeur.

Malgré cela, la glycérine ne nous semble pas pouvoir être appliquée à la conservation des viandes servant à l'alimentation. En effet, elle les pénètre tellement, qu'elle leur communique une saveur sucrée, que lavages répétés et cuisson ne peuvent leur enlever. Nous avons donc peine à comprendre la *grande satisfaction* qu'éprouva un gentleman, cité par M. Warington, en dégustant un gigot gardé pendant plusieurs mois dans de la glycérine.

2° La glycérine injectée dans les tissus ne les préserve de la putréfaction que momentanément. Son pouvoir conservateur, de courte durée pendant les chaleurs de l'été, est plus considérable pendant l'hiver. Dans cette saison, un cadavre injecté à la glycérine peut se conserver six semaines à deux mois. Il y aurait grand avantage à substituer la glycérine aux solutions avec lesquelles on injecte actuellement les sujets qui servent aux dissections. Outre que ces solutions ont le grave inconvénient d'attaquer les instruments, elles forment encore, sur les surfaces entamées, des effervescences, et elles changent les caractères physiques des parties. Or, nous avons vu que rien de semblable ne se produit avec la glycérine.

La glycérine est bien supérieure, comme liquide conservateur, à l'alcool, qui s'évapore et décolore avec le temps les pièces qu'on lui confie.

Au musée de la Faculté de médecine de Paris on a commencé l'application de la glycérine à la conservation de fleurs et de plantes fraîches contenues dans de grands bocaux remplis de cette substance. La glycérine n'altère que très-peu l'état extérieur des végétaux. Ne dissolvant pas la chlorophyle, les parties vertes gardent leur couleur; il en est de même de la corolle des fleurs, qui cependant perd un peu de son éclat.

Suivant la marche que nous avions indiquée, et étendant ses expériences à de nouvelles matières, M. Surun a constaté;

Que divers fruits, tels que la fraise, la cerise, non-seulement ne subissaient dans la glycérine aucune décomposition, mais encore qu'ils restaient frais et rosés;

Que le haricot et quelques autres graines ne germaient pas dans la glycérine marquant au moins 28 degrés à l'aréomètre;

Que l'albumine de l'œuf et le sang se dissolvaient parfaitement dans la glycérine, de manière à former une solution susceptible de filtrer, se conservant indéfiniment sans altération, et se coagulant à la chaleur, après un temps très-long;

Que, mélangée à l'urine, dans diverses proportions, la glycérine s'opposait à la fermentation ammoniacale de ce liquide, qui gardait sa réaction acide;

Que, mélangée au lait, dans la proportion d'un tiers, ou de moitié, elle formait un liquide laiteux, très-homogène, non susceptible de se coaguler spontanément et de subir la fermentation lactique ;

Enfin, que le pus restait en suspension dans la glycérine, sans éprouver aucune décomposition.

Ces propriétés antiputrides et conservatrices, si remarquables, de la glycérine, ont déjà reçu des applications, qui, nous n'en doutons pas, augmenteront beaucoup encore. On verra dans le chapitre suivant le parti que nous en avons tiré dans le pansement des plaies gangréneuses et de mauvaise nature.

Une autre application, où le pouvoir conservateur de la glycérine est seulement mis en jeu, est l'application de ce pouvoir à la conservation du virus-vaccin. Ce fait, annoncé en 1860 par M. Andrew, de Chicago, qui, mêlant des croûtes vaccinales à la glycérine, la transformait en un liquide capable de reproduire à de longs intervalles l'inoculation du vaccin, n'avait pas été confirmé par les expériences faites à la Maternité de Bordeaux par M. Dubreuil, lorsque M. Reveil, reprenant la question, est arrivé à un résultat plus conforme à celui du médecin américain. Seulement, son procédé n'est plus le même. Notre honorable confrère, d'après une communication personnelle qu'il nous a faite, mélange 1 volume de vaccin avec 2 volumes de glycérine et obtient ainsi un liquide qui peut être gardé fort longtemps dans de petits tubes, pour pratiquer des vaccinations.

Il a réussi avec un semblable mélange effectué

depuis deux mois. Seulement, comme ses expériences ne sont pas encore nombreuses, M. Reveil n'ose se prononcer d'une façon absolue. Nous espérons voir ses hésitations complétement dissipées lors de la prochaine lecture qu'il se propose de faire sur ce sujet devant l'Académie de médecine.

§ 3.

Action physiologique proprement dite de la glycérine.

L'action physiologique de la glycérine donne lieu à des considérations différentes, suivant qu'elle est étudiée dans l'application externe, ou bien dans l'administration intérieure de cette substance.

1° *Action de la glycérine appliquée topiquement.* — Nous allons constater successivement ses manifestations, alors qu'elle s'exerce : sur la peau recouverte de son épiderme; sur le derme préalablement dénudé.

A. Etendue sur la peau recouverte de son épiderme, la glycérine y détermine une sensation de fraîcheur très-pénétrante. Cela tient à son affinité pour l'eau. Elle condense, en effet, la vapeur d'eau de l'atmosphère et loin de se dessécher, elle devient plus liquide et entretient, sur la surface d'application, une humidité persistante. Les Russes s'en étendent une couche sur le visage avant de partir en voyage sur leurs traîneaux. Ils abritent ainsi leur peau contre l'action du froid ; car, non-seulement la glycérine ne s'évapore pas, mais elle ne commence à se congeler qu'à la température de —40°.

Si le contact est suffisamment prolongé, elle imbibe et gonfle les cellules épithéliales. Ce résultat est surtout appréciable, au sortir d'un bain glycériné, par la difficulté qu'on éprouve, ainsi que l'a fait remarquer M. Reveil, à remettre ses chaussures. En même temps, les couches superficielles de l'épiderme se désagrégent et se détachent au moindre frottement, laissant au-dessous d'elles la peau fraîche, souple, lisse et extrêmement douce au toucher. Il suffit de 500 grammes de glycérine, ajoutés à l'eau d'un bain ordinaire, pour lui communiquer les propriétés que nous venons de faire connaître. On éprouve après ce bain un agréable bien-être, qui se traduit par une sensation générale de fraîcheur et de détension, par une souplesse plus grande des membres et des articulations et par une disposition à la marche et aux exercices musculaires.

Une grave question se présente ici : La glycérine est-elle absorbée ?

Nous l'avons cru d'abord, sur la foi de MM. Hébert et Reveil. Aujourd'hui, après quelques expériences, dont nous rendrons compte un peu plus loin, nous sommes dans le doute. Cependant, quelle heureuse révolution dans l'administration d'une foule de médicaments, si le fait venait à être constaté d'une manière évidente ! L'importance du sujet nous oblige donc à entrer dans quelques détails.

Si nous examinons les opinions qui ont cours dans la science relativement à l'absorption par la peau de l'eau et des solutions aqueuses, nous voyons que les uns croient à cette absorption, que d'autres croient à l'absorption du véhicule, sans les substances dissoutes, que d'autres enfin ne croient à aucune absorption.

Parmi ces derniers, nous rencontrons M. Hébert.

M. Hébert, pharmacien en chef de l'hôpital des cliniques, a fait, sur l'absorption par le tégument externe, de nombreuses recherches expérimentales qu'il a consignées dans sa thèse pour le doctorat en médecine (*De l'absorption par le tégument externe*), soutenue en 1861. De ces recherches, il résulte :

Qu'à la surface du corps existe une espèce de vernis formé par l'épiderme, imprégné de matière grasse sébacée, qui s'oppose absolument à l'absorption des corps, qui, comme l'eau et ses solutions, sont incapables de le dissoudre préalablement ;

Que la paume des mains et la plante des pieds, les seules régions dépourvues de glandes sébacées, peuvent, à la rigueur, être le siége d'absorption ; mais, que l'épaisseur de l'épiderme de ces parties est telle, que l'imbibition en est très-longue et compense l'absence de la matière grasse ;

Que « l'alcalinisation des urines a lieu aussi souvent et avec une intensité égale dans un bain d'eau simple que dans un bain alcalin; »

Que l'on ne peut retrouver dans les urines trace des sels et des matières colorantes ajoutées à l'eau d'un bain, même après quatre heures d'immersion;

Que le séjour prolongé dans un bain renfermant des matières toxiques ne donne jamais lieu à un symptôme d'empoisonnement, lorsque l'épiderme est intact;

Enfin, que « certains agents : l'alcool, l'éther, le chloroforme, le sulfure de carbone, les huiles volatiles, les corps gras, et particulièrement la glycérine, adhérant, au contraire, parfaitement à l'épiderme et dissolvant plus ou moins bien la matière grasse qui l'imprègne, peuvent, par conséquent aussi, avec plus ou moins de facilité, pénétrer jusqu'au derme, eux et les substances qn'ils tiennent en dissolution, et être absorbés alors tout aussi bien qu'ils pourraient l'être, s'ils se trouvaient au contact d'une portion dénudée de la surface tégumentaire. »

D'après M. Hébert, la glycérine est donc un agent actif de l'absorption. Nous regrettons vivement que ce savant n'ait pas rapporté les expériences par lesquelles il est arrivé à la notion de ce fait. Sa thèse, consacrée spécialement à réfuter la doctrine de l'absorption de l'eau et de ses solutions, devait être suivie d'un travail sur les agents capables de pénétrer la peau et renfermant la relation qui nous manque. Ce travail n'a pas encore été livré à la publicité, que nous sachions.

M. Reveil admet l'absorption de l'eau et des solutions aqueuses administrées au moyen de l'hydrofère ; pour les solutions glycérinées, elles jouissent de la faculté d'être absorbées beaucoup plus facilement, et cela dans toutes les conditions. Il a constaté l'absorption des liquides glycérinés à la suite :

D'application de compresses imbibées de ces liquides sur différentes parties du corps, préalablement lavées à plusieurs reprises au moyen de la glycérine ;

De leur administration par l'hydrofère, sous forme de poussière liquide.

Selon lui, l'absorption ne se fait pas également bien chez tous les individus et dans toutes les régions du corps.

Elle est toujours en raison inverse du développement et du nombre des glandes sébacées, et en raison directe de la température, la sueur aidant à la dissolution de la matière grasse.

Nous tenons ces affirmations de M. Reveil. Pour en apprécier la valeur, nous n'avons jusqu'ici que la thèse de M. Sereys (Thèse pour le doctorat en médecine, **1862**. *De l'absorption par le tégument externe, et en particulier de l'administration des* *liquides pulvérisés.*) qui, de son propre aveu, est l'interprète de M. Reveil, qui l'avait associé à ses expériences.

Ces dernières sont au nombre de onze. Parmi elles, il faut en rejeter quatre, dans lesquelles le sujet de l'expérience, ayant la tête dans la boîte de l'hydrofère, respirait évidemment le liquide poudroyé.

Des sept autres, la première constate qu'après une immersiou d'une heure et quatre minutes dans un bain ordinaire contenant une décoction de 1,000 grammes d'asperges, les urines n'ont pas contracté l'odeur caractéristique que donnent les asperges à cette sécrétion.

Dans les six dernières, le mode de balnéation a été l'hydrofère, et toujours on a retrouvé dans les urines le principe dissous dans le liquide pulvérisé, à savoir : décoction d'asperges, iodure de potassium, arséniate de soude, chlorure de sodium, ferro-cyanure de potassium.

La durée du bain était de une heure, et sa température de 34 degrés.

Dans un seul cas, et c'est celui qui nous intéresse surtout, on s'est servi d'une solution glycérinée; et bien que, dans ce cas, la durée du bain n'ait été que de 35 minutes et sa température de 32 degrés, le sujet de l'expérience a cependant ressenti une saveur métallique très-prononcée, qui a persisté quatre heures, et ses urines ont donné de l'iode à l'analyse. Le liquide du bain était ainsi composé :

Iodure de potassium. .	8 gr.
Glycérine.	500 gr.
Eau.	1,500 gr.

En face des opinions que nous venons de rapporter, et qui, si elles venaient à être confirmées, devraient amener une révolution dans l'administration de beaucoup de médicaments, nous avons voulu, avant de les admettre, répéter les expériences sur lesquelles elles s'appuient. Nous nous sommes livré à ces recherches, avec le désir et l'espoir d'arriver aux conclusions de MM. Hébert et Reveil, relativement au rôle de la glycérine. Malheureusement, dans toutes les circonstances où nous nous sommes placé, nos résultats ont été complétement négatifs.

Nous avons toujours employé une solution glycérinée d'iodure de potassium, et nous l'avons offerte à l'absorption de trois manières, sous la forme :

D'applications locales, au moyen de compresses ;

De bains ordinaires ;

De bains à l'hydrofère.

Avant d'exposer ces trois séries d'expériences, dans lesquelles j'ai été secondé par M. Sicard, interne en pharmacie distingué, dont je ne saurais trop louer le savoir et le zèle, je dois décrire les procédés qui nous ont servi à rechercher l'iode dans les urines.

Nous avons quelquefois essayé les urines à l'aide d'une solution d'amidon et de l'acide azotique qui décompose l'iodure de telle sorte que l'iode, devenu libre, colore l'amidon en bleu.

Le plus souvent, au lieu de la solution d'amidon, nous nous sommes servi, pour reconnaître l'iode isolé par un acide, soit acide azotique, soit acide sulfurique, de sulfure de carbone et de chloroforme, qui, au contact d'une très-petite quantité d'iode, prennent une coloration violette. Cette réaction est extrêmement sensible.

Enfin, il nous est arrivé, après avoir infructueusement soumis des urines aux recherches précédentes, de les traiter par la potasse caustique, afin de fixer l'iode et d'empêcher sa volatilisation, de les évaporer au bain de sable dans une capsule de porcelaine, de chauffer pendant quatre heures le résidu introduit dans un creuset, de le dissoudre au moyen de l'eau distillée et d'y ajouter de la solution d'amidon et quelques gouttes de chlore liquide qui, lorsque l'urine contient de l'iodure de potassium, donnent lieu à une belle coloration bleue.

Ces essais, appliqués à une urine à laquelle nous avions ajouté directement une petite quantité d'iodure de potassium, nous ont constamment donné la réaction caractéristique de l'iode.

Première série d'expériences. — Plus de dix fois nous avons fait des applications sur différentes parties du corps de compresses imbibées d'une solution ainsi composée :

Eau distillée.	50 gr.
Glycérine.	50 gr.
Iodure de potassium. .	20 à 30 gr.

Les surfaces d'application ont été : les aisselles, les hypocondres, les flancs, les lombes et les cuisses.

Avant d'appliquer la compresse humide, que nous recouvrions d'un morceau de taffetas ciré, elles ont toujours été lavées avec le plus grand soin. Nous faisions d'abord un lavage de trois minutes avec du savon que l'on enlevait ensuite avec de la glycérine; puis, pendant deux autres minutes, on renouvelait la friction avec de la glycérine pure.

La durée d'application était de six heures en moyenne. Les urines des sujets soumis à ces expériences, recueillies durant cet intervalle et quelque temps après, et soumises aux procédés d'analyse que nous avons décrits, ne nous ont jamais présenté la moindre trace d'iode.

Deuxième série. — Le docteur Royer prend, à la Maison municipale de santé, de neuf heures à dix heures et demie du matin, un bain ordinaire additionné de 30 grammes d'iodure de potassium et de 800 grammes de glycérine. La température du bain est de 32 degrés. Les urines des deux émissions qui ont suivi la sortie du bain ne renferment pas trace d'iode.

M. Sicard séjourne pendant une heure dans un bain maintenu à la température de 35 degrés et additionné de 20 grammes d'iodure de potassium et de 500 grammes de glycérine. L'urine rendue avant l'entrée dans le bain donne une réaction acide. — Celle qui est émise immédiatement après la sortie est alcaline. Un litre de cette urine est recueillie. Successivement essayée à l'aide de nos trois procédés d'analyse, elle ne révèle pas de traces d'iode.

Nous pourrions citer quatre autres expériences, faites dans les mêmes conditions; mais, comme les résultats ont été constamment négatifs, nous les signalerons seulement, afin de ne pas fatiguer l'attention de nos lecteurs.

Troisième série. — Les expériences de cette série ont été faites à l'établissement de la rue de la Victoire. Nous saisissons ici l'occasion de remercier l'administration de la complaisance avec laquelle elle a mis ses appareils à notre disposition.

M. Sicard prend un bain à l'hydrofère, qui dure de quatre jusqu'à cinq heures de l'après-midi. Le liquide du bain est ainsi composé :

Iodure de potassium. .	10 gr.
Glycérine.	500 gr.
Eau.	3,000 gr.

La température de la boîte est de 35 degrés. La tête est maintenue à l'extérieur; une collerette empêche l'arrivée du liquide pulvérisé aux ouvertures de la face. Pendant toute la durée du bain M. Sicard n'accuse aucun symptôme particulier pouvant faire croire à l'absorption de l'iodure de potassium. Les urines des trois premières émissions, après la sortie du bain, recueillies et analysées avec soin, ne contiennent pas d'iode.

En même temps que M. Sicard, M. Massul, externe de mon service, placé dans une boîte voisine, prend un bain dans des conditions exactement semblables à celles que nous venons de rapporter; seulement, à plusieurs reprises, il rentre la tête dans l'appareil. A la sortie du bain, il accuse une saveur métallique très-prononcée, s'accompagnant de salivation. Les urines contiennent de l'iode.

C'est là le seul cas où nous avons constaté le fait de l'absorption, et encore il ne doit pas entrer en ligne de compte, car il est évident que l'absorption ne s'est pas accomplie par le tégument externe, mais bien par les muqueuses nasale, buccale et bronchique.

Trois autres expériences, dans lesquelles on avait pris le plus grand soin pour intercepter toute communication entre l'air de la boîte et celui qui était respiré, ont donné un résultat constamment négatif.

La conclusion à tirer de ces faits, c'est que la glycérine, pas plus que l'eau, ne détermine l'absorption de ses solutions par le tégument externe.

Est-elle absorbée seule et sans entraîner avec elle

les substances qu'elle dissout? Nous ne pouvons le dire.

Nous ne nous chargerons pas non plus d'expliquer la contradiction flagrante qui existe entre nos expériences et celles de MM. Hébert et Reveil.

M. Reveil a-t-il pris toutes les précautions nécessaires pour empêcher la respiration des liquides pulvérisés ?

Nous-même avons-nous employé la glycérine à une dose suffisante et prolongé assez longtemps les bains que nous avons donnés?

De quel côté est l'erreur? De quel côté la vérité? Nous devons nous en remettre à de nouvelles recherches pour décider la question, qui, nous l'espérons, ne tardera pas à être tranchée.

B. Nous avons vu la glycérine, étendue sur la peau recouverte de son épiderme, produire une sensation de fraîcheur; mise en contact avec le derme dénudé, elle développe au contraire une légère ardeur, qui va s'irradiant à l'entour du point d'application et qui n'a rien de désagréable lorsque le médicament est pur.

Est-ce le résultat d'une action directement excitante ? Nous ne le pensons pas. Cette sensation d'ardeur n'est, en effet, suivie de la manifestation d'aucun signe d'irritation, tel que rougeur, tuméfaction, chaleur, et, non-seulement, elle ne se transforme pas en douleur, mais encore elle disparaît bientôt elle-même.

Que se passe-t-il donc ?

Nous croyons que dans ce phénomène l'affinité de la glycérine pour l'eau est en jeu. Se trouvant au contact d'une surface humide, elle en pompe les liquides, si je puis ainsi dire, les attire à elle et produit, ce faisant, cette sensation d'ardeur que nous avons signalée.

Cette explication rend compte des faits suivants :

Lorsqu'on applique sur une surface dénudée de la glycérine au moyen d'un linge troué recouvert de charpie, on constate, au bout d'un certain temps, l'imprégnation de cette charpie par l'humidité, en même temps que la surface saignante est, sinon sèche, au moins peu abreuvée de liquides, que son exhalation est sensiblement tarie et qu'elle tend à se recouvrir d'une pellicule cicatricielle.

La glycérine est donc cicatrisante.

2° *Action de la glycérine prise à l'intérieur.* — Nous n'avons que peu de choses à dire sur l'action de la glycérine prise à l'intérieur.

Lorsqu'elle est pure et n'a pas d'odeur, elle est ingérée, non-seulement sans répugnance, mais même avec plaisir, à cause de sa saveur sucrée.

Elle ne pèse pas sur l'estomac, elle ne donne pas lieu à des renvois ; sa digestion est facile, enfin.

Les effets consécutifs à son administration doivent être distingués, suivant qu'elle est donnée en une seule fois à une dose élevée, ou bien à une dose faible, mais répétée régulièrement, c'est-à-dire comme altérant.

A dose élevée, la glycérine est légèrement purgative. Déjà M. Daudé, de Marvejols, avait constaté cette propriété, en la donnant à des dyssentériques chez lesquels il était parvenu ainsi à triompher de la constipation qui succède souvent à cette maladie.

Nous en avons fait prendre 20, 30, 40 et 50 grammes, en une seule fois, à trente-deux malades. Chez trois d'entre eux, seulement, nous avons obtenu un effet purgatif. La dose que nous avons ordonnée était trop faible sans doute, et il faudrait la porter à 60 grammes au moins, pour procurer un résultat plus constant.

C'est surtout sous la forme de lavement que nous avons constaté l'action purgative de la glycérine. 60 grammes de cette substance mélangés à 500 grammes d'eau forment un lavement purgatif certain dans son effet. Nous l'avons jusqu'ici fait prendre à quarante-cinq malades qui, tous, ont été convenablement purgés. Cette propriété de la glycérine est importante à noter ; elle a sur l'huile, prise de la sorte, un grand avantage, car elle est miscible à l'eau, ne tache point les linges et les vêtements comme le fait l'huile, et lui est infiniment préférable comme action purgative ; on peut d'ailleurs, si c'est nécessaire, augmenter la dose sans inconvénient.

Nous n'avons aucune expérience personnelle sur

l'action altérante de la glycérine. C'est surtout en Angleterre qu'elle a été recommandée à ce point de vue. Les premières expérimentations ont été faites par M. Lander Lindsay, en Écosse. Il en résulterait qu'à la dose de trois à quatre cuillerées par jour la glycérine serait très-nutritive ; que, continuée ainsi pendant quelque temps chez l'homme sain, elle procurerait le développement de l'embonpoint, et qu'elle pourrait être employée comme succédané de l'huile de foie de morue.

Cependant, à en croire les chimistes, la glycérine ne renferme aucun principe assimilable. Elle est un composé d'oxyde de lipyle et d'eau et forme un corps des plus indifférents. Mais, si l'expérience clinique venait à se prononcer, il faudrait bien que la théorie chimique fît silence. Or, M. le docteur Jules Davasse, ayant repris les expérimentations des médecins anglais, a constaté comme eux le pouvoir reconstituant de la glycérine sur la nutrition, tout en faisant quelques réserves sur l'assimilation de son action avec celle de l'huile de foie de morue.

Nous allons maintenant passer à l'étude des propriétés thérapeutiques de la glycérine, en commençant par son application la plus importante, c'est-à-dire celle que nous lui avons assignée dans le pansement des plaies.

CHAPITRE II.

DE LA GLYCÉRINE APPLIQUÉE AU PANSEMENT DES PLAIES.

---

§ 1.

Historique sur le pansement des plaies.

De tout temps on a reconnu la nécessité de panser les plaies, soit pour les protéger contre l'action irritante de l'air et des autres agents extérieurs, soit pour appliquer à leur surface des substances qu'on croyait nécessaires à leur guérison.

Hippocrate, regardant le pus comme le résultat d'une pourriture, ordonne de sécher les plaies le plus vite possible et, pour cela, préconise de nombreux topiques.

Celse, Galien, suivant les traces du maître, recommandent une foule d'emplâtres et d'onguents, qui vont encore se multipliant sous les chirurgiens arabes et les arabistes.

Alors le cours entier d'une plaie est divisé en plusieurs périodes à chacune desquelles répond un médicament particulier. Il y a le stade de l'irritation ou de l'inflammation, celui de la suppuration, celui de la détersion, celui de l'incarnation, celui de la dessiccation et de la consolidation. Afin d'aider la nature dans chacune de ces phases, on applique l'onguent basilicum pour activer la marche de la plaie, l'onguent d'althæa pour calmer l'inflammation trop vive, l'onguent des Apôtres pour déterger, l'onguent doré pour incarner, l'onguent blanc pour consolider, etc.

Telle est la pratique que recommande Guy de Chauliac, médecin du pape Urbain V, en son ouvrage qui fut longtemps classique et qu'il écrivit à Avignon en 1363.

Après lui, cette olla podrida va se compliquant toujours, et ce doit être un sujet d'étonnement de voir les plaies arriver à guérison, en dépit de tous les obstacles qu'on leur suscite. On ne se contente pas d'appliquer ces remèdes à leur surface, on les porte encore dans les parties profondes, qu'on tient dilatées au moyen de tentes et de bourdonnets.

Cependant Ambroise Paré s'écarte de cette pratique ; il fait la ligature des artères dans la plaie, dont il rapproche les bords à l'aide d'un agglutinatif, mais sa manière ne se généralise pas immédiatement.

D'autres protestations s'élèvent, mais inutilement. Si l'eau simple est employée par quelques-uns, ce n'est pas à ses propriétés spéciales qu'on en rapporte l'efficacité, mais aux paroles merveilleuses dont on en accompagne l'application. Fallope écrit cependant : « Imo ego attestor vulnera vidisse sanata ex aquâ etiam non benedictâ. »

Martel, chirurgien de Henri IV, dit guérir la plus grande partie des plaies avec un simple remède, qui est l'eau commune ou l'huile.

César Magatus, de Venise, dont je dois la connaissance à M. Larrey, va plus loin; il accuse la manière actuelle de faire d'être antirationnelle, et, au lieu d'activer la cicatrisation des plaies, d'en retarder la marche. Il comprend dans le même anathème et l'arsenal pharmaceutique et les moyens chirurgicaux de son temps, tentes, bourdonnets... Il conseille la charpie simple à la surface des plaies, l'immobilité des parties et le renouvellement du pansement, seulement tous les trois ou quatre jours. C'est une des premières tentatives du pansement dit *pansement rare*.

Mais ce sont là des oppositions isolées, et la masse des chirurgiens et des malades aussi ne pouvant s'accommoder de remèdes simples et communs, on continue l'abus des emplâtres, poudres, onguents, eaux bénites et baumes.

Il appartenait à l'Académie de chirurgie de démolir cette pratique des temps d'ignorance. Une croyance antique enseignait la régénération des tissus dans les plaies avec perte de substance: c'était la période d'incarnation. Fabre, membre de l'Académie de chirurgie, vient s'inscrire contre cette doctrine. Comme elle régnait sans conteste depuis un temps très-ancien, la discussion fut vive et retentit pendant cinq années dans l'enceinte de l'Académie. Enfin la vérité se fit jour. L'incarnation ne se produisant pas, les incarnatifs étaient au moins inutiles ; ils disparurent donc, entraînant avec eux les abstergents, les détersifs, les maturatifs... Avec Fabre, il faut citer Belloste, Pibrac, Lecat, comme les principaux auteurs de cette réforme. Alors la thérapeutique des plaies se simplifie beaucoup. On applique de la charpie sèche directement sur elles. Lors du renouvellement du pansement, on se garde bien de tirailler les brins qui restent adhérents à la plaie ; on les recouvre d'un digestif, cérat, qui retient le pus, par lequel les parties adhérentes étant décollées peuvent être enlevées au pansement suivant. D'autres chirurgiens entourent la circonférence de la plaie d'une petite bandelette enduite de cérat et recouvrent le centre de charpie sèche. Telle est la pratique vantée par l'Académie de chirurgie, et adoptée par les chirurgiens qui suivirent.

Il n'y a plus qu'un pas à faire pour arriver au pansement généralement adopté aujourd'hui : l'application du cérat dans toute l'étendue de la plaie, au moyen du linge fenestré. Cette dernière innovation est due à Larrey, qui, dans la campagne de 1792, manquant de charpie, eut l'idée de recouvrir les plaies d'un linge enduit de cérat et percé de trous par-dessus lequel il plaça, en guise de corps absorbant, de la mousse et des feuilles sèches. Mais ce n'est que bien plus tard que l'usage du linge fenestré se répandit et devint général, grâce au puissant patronage de Dupuytren.

Voici donc le pansement classique constitué; il passe à l'état d'arche sainte. En vain prétend-on lui substituer l'eau, qui, employée d'abord en pansement par Lombard, Percy, Larrey, Treille et la généralité des chirurgiens anglais, puis en arrosion ou irrigation par MM. Josse, d'Amiens, A. Bérard, Breschet..., enfin en immersion par MM. Charles Mayor, Monod..., donne des résultats souvent inespérés [1]. En vain M. Guyot cherche-t-il à introduire dans la pratique son mode de traitement des plaies par incubation. En vain la méthode dite *des pansements rares,* préconisée autrefois par Magatus, est-elle reprise avec succès par Larrey, puis par Maréchal et M. Josse, d'Amiens, et est-elle encore aujourd'hui défendue par M. Chassaignac. Toutes

[1] Dans ces dernières années, M. Langenbeck, de Berlin, a appliqué l'eau chaude au pansement des plaies; il a fait construire des appareils spéciaux dans lesquels il plaçait les moignons de ses amputés, et où l'eau était maintenue jour et nuit à une température constante. Ces essais ont été répétés en France, par M. le professeur Gosselin, sans beaucoup de succès. En Allemagne, j'ai vu plusieurs chirurgiens se vanter de l'application de l'eau chaude d'une manière continue, non pas dans le pansement des plaies, mais dans le traitement des phlegmons des mains ou des pieds. Sous ce rapport, il est juste de dire que cette manière de traiter les inflammations des extrémités doit être rapportée à Récamier. J'ai, en effet, vu souvent à l'Hôtel-Dieu ce grand praticien recourir aux immersions longtemps prolongées, une à plusieurs semaines, pour calmer, non-seulement les phlegmons de la main, les panaris, mais aussi les arthrites aiguës.

ces innovations viennent se briser devant le vieil usage et, si elles sont mises en pratique, ce n'est que par quelques-uns ou bien dans des cas particuliers ou exceptionnels. Plus heureuse que leurs devancières, nous croyons la nôtre appelée à un avenir plus brillant et à un emploi plus général ; nous puisons cette confiance dans le chemin qu'a déjà parcouru le pansement à la glycérine, et dans l'extension qu'il prend tous les jours.

Il est temps de le faire connaître et d'en montrer tous les avantages.

§ 2.

Du pansement à la glycérine appliqué aux plaies simples. Manière de l'exécuter. — Ses avantages.

Je crois être le premier qui ai appliqué la glycérine à la chirurgie. Il est des découvertes modestes mais cependant très-fécondes par leurs résultats ; celle du pansement à la glycérine est de ce nombre. En effet, la réussite dans les opérations ne dépend pas seulement de l'habileté de l'opérateur ; les soins consécutifs y entrent pour beaucoup. Pendant tout le temps de la réparation le malade est exposé à une foule d'accidents toujours prêts à fondre sur lui. Or, nous allons voir que le pansement à la glycérine a non-seulement l'avantage de prévenir la plupart de ces accidents, mais encore le pouvoir d'arrêter la marche de quelques-uns d'entre eux lorsqu'ils se sont développés.

Rien de plus simple que ce pansement. Il se fait, comme le pansement ordinaire, à l'aide d'un linge fenestré, d'un gâteau de charpie, de compresses et d'une bande pour le maintenir. Je recommande de faire tremper le linge fenestré dans la glycérine quelque temps à l'avance, afin qu'il s'imbibe dans toutes ses parties. J'insiste sur cette recommandation, car c'est pour ne l'avoir pas suivie que quelques chirurgiens ont dit que, lors du renouvellement du pansement, le linge fenestré restait collé à la plaie. Avec ma manière de faire, j'ai toujours admiré la facilité avec laquelle s'enlèvent toutes les pièces de l'appareil.

Au moment de s'en servir, on retire le linge troué qui baignait dans la glycérine, on le laisse égoutter et on l'étend sur la plaie, qu'il doit recouvrir entièrement. Lorsque la glycérine est pure, le malade n'éprouve à son contact aucune sensation douloureuse; il ressent seulement une légère ardeur beaucoup moins désagréable que le froid produit par le cérat.

Par-dessus le linge fenestré, simple ou double, on place le gâteau de charpie et on continue le pansement comme à l'ordinaire.

Lorsque la plaie est récente, et jusqu'à ce que la suppuration soit établie, j'imprègne de glycérine non-seulement le linge fenestré, mais encore la surface profonde du gâteau de charpie.

Lorsque la plaie tire à sa fin et que la cicatrisa-

7

tion est presque terminée, je supprime le linge fenestré, et j'applique seulement de la charpie imbibée de liquide. Quelques chirurgiens qui ont adopté la glycérine, M. Maisonneuve entre autres, font le pansement de cette manière, et cela à toutes les périodes de la plaie.

Si celle-ci est profonde et irrégulière, on commence par en combler les anfractuosités avec des bourdonnets de charpie imbibés de glycérine et on fait le pansement par-dessus, comme il a été dit plus haut; de cette manière, toute la surface saignante est en contact avec le liquide médicamenteux.

Quant au renouvellement du pansement, il est réglé d'après l'abondance de la suppuration; or, à cet égard, toutes choses étant égales d'ailleurs, le pansement à la glycérine, non-seulement ne se renouvelle pas plus souvent que le pansement ordinaire, mais peut être maintenu en place pendant un temps plus long, car, ainsi que nous le verrons, il diminue la secrétion du pus.

Il s'enlève avec la plus grande facilité et n'adhère que rarement à la surface de la plaie. Ainsi sont évitées ces tractions qui déchirent la pellicule cicatricielle[1], retardent le travail réparateur et sont

[1] On sait que M. le professeur Laugier a démontré qu'une plaie se cicatrise par une stratification successive des couches de lymphe coagulable dans lesquelles se développent des vaisseaux de nouvelle formation (Comptes rendus de l'Institut, 1854, et Thèse de M. Parmentier, 1854).

une cause de douleur pour le malade. Il arrive quelquefois, alors que la suppuration n'est point encore établie, que le linge colle un peu sur les bords, si on n'a pas pris les précautions indiquées ci-dessus ; dans ce cas, quelques gouttes d'eau tiède que l'on fait tomber sur lui suffisent pour le décoller.

Avec le pansement au cérat, les bords de la plaie ne tardent pas à se couvrir de croûtes, mélange de pus, d'épiderme et de corps gras, qui se durcissent et deviennent la cause d'une irritation nuisible. Pour les enlever, il faut se servir de la spatule, qui ne les détache pas sans déchirer en même temps la pellicule cicatricielle.

Tous ces inconvénients n'existent pas en employant la glycérine. La plaie reste, pendant tout le traitement, d'une netteté et d'une propreté remarquables, et quelque étendue qu'elle soit, jusqu'à cicatrisation complète, elle n'a jamais besoin d'être lavée. De là, économie de temps pour le chirurgien, et désagréments évités au malade, dont les vêtements et le lit ne sont pas exposés à être mouillés et pour qui le lavage occasionnait des changements de position pénibles. Chacun sait aussi que le lavage des plaies prédispose celles-ci à l'atonie et en retarde la guérison.

La rapidité du pansement a encore pour avantage de laisser pendant un temps très-court la plaie exposée au contact de l'air. Or, dans une salle d'hôpital où règne une maladie infectieuse, l'élément épidémique se transmet d'autant plus facilement, que ce contact est plus prolongé, et, du reste, en toute circonstance et en tout lieu, il irrite vivement les surfaces dépourvues d'épiderme et les rend saignantes et douloureuses.

Nous n'avons pas à insister sur le rôle immense que jouent les bourgeons charnus dans la cicatrisation des plaies qui suppurent. Prenant naissance sur les bords de la solution de continuité, ils arrivent bientôt à en recouvrir toute la surface ; peu à peu ils rapprochent ces bords, et si la perte de substance n'est pas trop considérable, ils les ramènent au contact et les soudent ; mais si l'écartement est trop grand, ce sont eux qui, en passant de l'état cellulaire à l'état fibreux, font les frais de la cicatrice, qui est d'autant plus régulière que la membrane qu'ils formaient l'était davantage. En sorte qu'ils sont les véritables agents de la cicatrisation, qui se fait plus vite s'ils ont une vitalité plus grande. Le degré de vitalité convenable pour la guérison des plaies se reconnaît à la coloration rosée des bourgeons charnus, à leur développement modéré, à une sensibilité peu accusée et à la sécrétion d'un pus de bonne nature.

La glycérine, appliquée comme nous l'avons dit, a l'heureuse propriété de développer et de maintenir à la surface des plaies cette irritation salutaire, qu'elle ne dépasse jamais pour conduire à l'inflammation ; aussi, dans mon service, les cataplasmes sont-ils rarement employés dans le pansement des plaies.

De plus, jamais la glycérine n'amène cet état de langueur qui se traduit par des végétations molles et décolorées. Quelquefois, il est vrai, lorsque le sujet est affaibli par une longue et abondante suppuration, un séjour au lit prolongé, des fonctions digestives mauvaises, la plaie, sous l'influence de la débilité générale, reste stationnaire, sans prendre du reste un mauvais caractère.

Alors, sans attendre l'effet de la médication interne appropriée que j'administre, je réveille, si je puis ainsi parler, cet engourdissement de la plaie par des applications soit d'acide carbonique, soit d'oxygène pur. Je reviendrai du reste sur ce point, dans un Mémoire que je publierai prochainement avec mon ami Leconte, pharmacien en chef de la Maison de santé.

Les plaies pansées avec la glycérine offrent le plus bel aspect et sont d'un rouge rosé et humide, indice d'une vitalité robuste. Leurs bourgeons charnus n'ont jamais besoin d'être réprimés, et fournissent une cicatrice régulière. Leur suppuration est modérée, résultat précieux dans beaucoup de circonstances, où la nature doit faire les frais d'une large réparation.

Il est facile de constater que la sécrétion du pus est moins abondante avec la glycérine qu'avec le cérat; il suffit, pour cela, de panser alternativement la même plaie avec ces deux substances.

Soit à cause de l'extrême propreté dans laquelle elle maintient les surfaces suppurantes, soit à cause de son action légèrement stimulante, soit à cause de son action sur les bourgeons charnus et sur les globules du pus, soit à cause de son pouvoir antiputride, soit peut-être en vertu de toutes ces propriétés réunies et agissant simultanément, la glycérine guérit rapidement les plaies, et il est extrêmement rare (l'influence épidémique étant mise de côté) de voir, dans le cours du traitement d'une plaie, se développer ces accidents, tels que : érysipèle, infection purulente, pourriture d'hôpital, qui trop souvent envahissent les plaies pansées avec le cérat.

Avant l'emploi de la glycérine, ces accidents venaient entraver avec une fréquence désespérante le résultat de nos opérations à l'hôpital Saint-Louis, où nous remplacions M. le professeur Denonvilliers; nous découvrons les remarquables propriétés de la glycérine, nous pansons avec cette substance toutes les plaies de nos malades, et à partir de ce moment, érysipèle, infection purulente, pourriture d'hôpital, deviennent aussi rares qu'ils étaient auparavant fréquents ; M. Denonvilliers reprend son service, continue notre mode de pansement et fait les mêmes remarques que nous. Depuis, les observations de plusieurs praticiens sont venues corroborer notre opinion sur ce point. Il a été très-flatteur pour nous de voir M. Denonvilliers, dont la grande intelligence et le jugement droit sont si connus, adopter, après nos premiers essais, notre manière de faire; et, cela a été pour nous un puissant encouragement à continuer les recherches que nous avons ensuite poursuivies.

Dès que le glycérolé d'amidon fut connu, il fut tout naturellement appliqué par quelques médecins au pansement des plaies, dans le but de remplacer le cérat. J'ai fait aussi quelques essais avec cette substance, et si elle ne jouit pas de toutes les propriétés de la glycérine pure, elle en a beaucoup des avantages. M. Désormeaux, chirurgien de l'hôpital Necker, a fait depuis plus d'un an une application constante de ce glycérolé, et voici le résumé de sa communication, faite le 12 juin 1861 à la Société de chirurgie :

« Le glycérolé d'amidon offre à peu près la consistance du cérat, ce qui permet de l'étendre en couche mince sur des plumasseaux et du linge fenestré, qu'il empêche de coller sur la partie malade. Il protége les plaies aussi bien que le cérat, et ne s'oppose pas comme lui au passage des liquides qui peuvent imprégner librement la charpie qu'il recouvre.

« Les bords des plaies pansées au glycérolé d'amidon sont toujours propres; bien loin de les salir comme le cérat, il les nettoie. Aussi n'ai-je jamais vu les bords des plaies s'enflammer et présenter ces rougeurs si fréquentes quand on emploie le cérat, et le malade n'y ressent ni les douleurs, ni les démangeaisons si fréquentes lorsqu'on fait usage des corps gras qui rancissent sur la peau. »

§ 3.

Du pansement à la glycérine dans les plaies compliquées de pourriture d'hôpital.

C'est par la guérison de plaies atteintes de pourriture d'hôpital que nous avons commencé la réputation de la glycérine. Nous avons publié cinq observations qui ne doivent pas laisser le moindre doute sur ce sujet. Si, dans la discussion qui s'est élevée à la Société de chirurgie, quelques membres ont refusé de croire que nous avions eu affaire à des cas de véritable pourriture d'hôpital, c'est que, assimilant la glycérine au cérat et ne lui accordant aucune action spéciale, ils ne pouvaient se rendre compte de quelle manière une substance inerte avait le pouvoir de modifier une maladie comme la pourriture d'hôpital. Mais, d'une part, est-il permis de considérer la glycérine comme une substance inerte après les faits que nous avons cités et qui démontrent ses propriétés antiputrides, son action sur les globules du pus..., etc... et d'autre part, de quel nom, autre que celui de pourriture d'hôpital, doit-on désigner cet état des plaies que nous avons observé et dans lequel la surface suppurante devient douloureuse, se recouvre d'une matière pultacée, grisâtre, s'étendant en largeur et en profondeur, dans lequel la suppuration se tarit d'abord en partie, pour fournir ensuite un pus ichoreux et très-fétide, dans lequel enfin la fièvre s'allume, en s'accompagnant de phénomènes généraux inquiétants?

Ne reconnaît-on pas à ces caractères la forme de pourriture d'hôpital décrite, dans tous les ouvrages classiques, sous le nom de *pourriture pulpeuse?*

Tous ces accidents, qui avaient résisté aux moyens mis en usage, à savoir : le jus de citron, les acides caustiques et le fer rouge, nous les avons vus promptement dissipés par la glycérine.

A peine le pansement est-il achevé, que le malade en ressent un soulagement considérable ; la douleur disparaît. Quant aux résultats médiats, non-seulement la glycérine empêche la pourriture de s'étendre davantage, mais elle détermine l'élimination des parties mortifiées, déterge la surface suppurante, qui prend une teinte rosée, fournit un pus bien lié et perd toute mauvaise odeur. La rapidité avec laquelle s'opèrent tous ces changements est très-remarquable. Il suffit pour cela de quelques pansements.

Nous rapportons en peu de mots l'observation des cinq faits qui font la base de cet article, en appelant surtout l'attention sur le deuxième, de beaucoup le plus intéressant.

Obs. I. Au n° 24 de la salle Saint-Augustin se

trouve un malade opéré, le 5 septembre, d'un hématocèle.

Le 16, la plaie présente quelques plaques grisâtres, douloureuses au moindre contact ; ces points se recouvrent d'une couche pultacée grisâtre, qui gagne surtout en profondeur. Le jus de citron, le vin aromatique n'apportent qu'une amélioration douteuse.

Le 29, je prescris l'usage de la glycérine. La plaie se déterge dès le 1er octobre, c'est-à-dire dès la seconde application, au point que, le 2 octobre, au moyen de l'injection iodée, je procède à la cure radicale d'une hernie inguinale gauche, qui complique l'hématocèle du même côté.

Obs. II. Le nommé A***, âgé de vingt-cinq ans, s'est fait à la jambe gauche une vaste brûlure au quatrième degré. Il entre dans le service le 21 mars 1855.

Le 22 septembre, il reste une plaie encore assez étendue, mais de bon aspect.

Le 23, elle présente sur un de ses bords un liséré grisâtre, qui l'envahit rapidement en totalité. Pendant la nuit il survient une hémorrhagie abondante, et le 24, la surface de la plaie est pulpeuse, grisâtre.

Les bourgeons charnus qui ne sont pas cachés par cette matière pulpeuse sont violets. On voit çà et là des caillots noirâtres. Le pied se tuméfie, conserve l'impression des doigts et devient douloureux.

Il survient de l'inappétence, de la fièvre, du délire. Le malade est considérablement affaibli par les hémorrhagies qui se sont produites à la surface de la plaie. Je le soumets à une médication tonique : vin de quinquina, vin de Bagnols, en même temps que la plaie est lotionnée avec du jus de citron et du vin aromatique. Mais le malade continue à s'affaiblir; la pourriture envahit les parties déjà cicatrisées; en même temps elle gagne en profondeur ; des escarres, des détritus putrides sont éliminés et remplacés au fur et à mesure par de nouvelles escarres.

L'acide nitrique monohydraté, le fer rouge, sont impuissants à arrêter la marche envahissante de cette affection, qui progresse là même où ont été appliqués ces agents modificateurs, ordinairement si efficaces.

Le 29, premier pansement à la glycérine. Il est renouvelé le soir.

Le 30, l'amélioration est déjà manifeste.

Le 1er octobre la douleur a disparu; toutes les escarres sont tombées. La plaie est complétement détergée et présente des bourgeons charnus rosés et fournissant une suppuration abondante et de bonne nature. On n'a plus affaire qu'à une plaie simple.

Obs. III. Le 1er août 1855 est entré, au n° 34 de la salle Saint-Augustin, le nommé B***. Il vient d'avoir l'avant-bras coupé par une scie mécanique. La plaie présentait un bon aspect, lorsque, le 24 septembre, apparaissent deux plaques de pourriture d'hôpital. Le jus de citron et le vin aromatique ne parviennent qu'à limiter la pourriture, qui disparaît sous l'influence de la glycérine, appliquée le 29 septembre pour la première fois.

Le 5 octobre, une partie des points affectés de pourriture est déjà cicatrisée. Il paraîtrait donc que la glycérine, après avoir fait justice de la pourriture, aurait hâté la cicatrisation.

Obs. IV. Au n° 46 se trouve un malade auquel M. Denonvilliers a pratiqué la résection des os du tarse.

Le 22 septembre la plaie est affectée de diphthérite.

Aujourd'hui, sous l'influence de la glycérine, la plaie a repris son aspect normal.

Obs. V. Au n° 52 se trouve un malade auquel j'ai pratiqué, le 5 septembre, la désarticulation de l'épaule gauche; le bras correspondant avait, ce jour-là même, été broyé littéralement.

Le 18, les lèvres de la plaie se désunissent; les téguments de chaque lambeau sont pris de gangrène, et la plaie se recouvre d'une couche pultacée grisâtre. Le jus de citron, le vin aromatique modifient un peu le mauvais aspect de la plaie.

Le 29, la glycérine est appliquée, ainsi que les jours suivants. Toutefois, le 1er octobre, apparaissent quelques points diphthéritiques, qui se relient entre eux, de manière à former une plaque assez large. On continue le pansement à la glycérine, et, le 5, la plaie a un très-bon aspect.

Les cinq cas dont nous venons d'esquisser rapidement l'observation présentaient tous un haut degré de gravité, et par les opérations sérieuses que les malades avaient subies, et par les pertes considérables qui avaient débilité l'organisme; l'état des plaies ne laissait pas que d'emprunter un nouveau caractère de gravité à cet état général.

La pourriture d'hôpital étant une maladie heureusement assez rare, et ne se développant que dans des conditions spéciales, nous n'avons pas eu, depuis, de nouvelles occasions d'appliquer la glycérine à cet accident. Cependant nous désirerions beaucoup vérifier si toute glycérine donne le même résultat, et en particulier si la glycérine pure ou anglaise modifie la pourriture d'hôpital comme la glycérine acide que nous avons dû employer, vu l'époque, dans la petite épidémie que nous venons d'exposer.

§ 4.

Du pansement à la glycérine dans les plaies gangréneuses, les anthrax.

Les plaies gangréneuses fétides et de mauvais aspect sont avantageusement modifiées par la glycérine et ramenées à l'état de plaies simples en très-peu de temps. La glycérine ne peut rien contre la gangrène elle-même; mais lorsque celle-ci est limitée, elle active beaucoup le travail inflammatoire qui détache la partie morte de la partie vivante, elle prévient et retarde la putréfaction de l'escarre et la mauvaise odeur qui l'accompagne.

Dans les plaies gangréneuses il convient de renouveler le pansement au moins deux fois par jour, et d'imbiber de glycérine, non-seulement le linge troué, mais encore les couches du plumasseau de charpie qui doivent être en rapport avec lui.

J'obtiens dans l'anthrax des résultats locaux très-avantageux, en agissant de la manière suivante : Je pratique d'abord de profondes incisions sur la tumeur, et je mets dans chacune d'elles de la charpie trempée dans la glycérine, et par-dessus un vaste cataplasme arrosé de cette substance. Bientôt les escarres s'éliminent, et je finis par panser comme des plaies simples les plaies résultant de la chute des parties mortifiées.

Ma pratique n'a pas tardé à être suivie par plusieurs praticiens distingués, aujourd'hui elle est tombée dans le domaine général ; cependant il importe de signaler les premières adhésions.

Dans la séance du 3 janvier 1856, M. Pertus entretenait la Société de médecine pratique des bons effets qu'il avait obtenus de la glycérine appliquée à un anthrax du dos, et M. Chalut rapportait un cas d'escarre gangréneuse au talon et un autre d'escarre à la joue, consécutive à un sinapisme, heureusement traités par la glycérine.

Vers la même époque (29 janvier 1856, *Union*

médicale) le docteur Bertet (de Cercoux) rapportait plusieurs faits de sa pratique qui l'amenaient à conclure que « la glycérine est un remède précieux dans le pansement des plaies, et principalement contre celles qui sont sales, gangréneuses et répandent de mauvaises odeurs. »

Là, chez un homme de soixante ans, c'est un anthrax du dos très-volumineux, largement incisé à deux reprises, dont les bourbillons constituent une masse énorme de tissu cellulaire mortifié, exhalant une mauvaise odeur, et n'ayant que peu ou point de tendance à se détacher. Aux cataplasmes, jusqu'alors employés, M. Bertet substitue le pansement à la glycérine, et, après deux jours, la plaie change d'aspect, perd sa mauvaise odeur et marche vers une cicatrisation rapide.

Ici, c'est une plaie gangréneuse infecte, existant chez un paraplégique âgé de quarante ans, à la partie supérieure de l'articulation sacro-iliaque droite. Elle renferme une grande quantité de tissu cellulaire mortifié; la peau est décollée et enflammée dans une certaine étendue. La poudre de quinquina reste sans avantages, on la remplace par la glycérine que l'on applique deux fois par jour. Après quarante-huit heures, la plaie est modifiée, propre; après cinq jours, le tissu cellulaire mortifié est détaché, le fond de la plaie est vermeil. En moins de deux mois la guérison est complète.

Un jeune homme de dix-neuf ans a les deux

derniers orteils du pied droit enlevés et le quatrième métatarsien brisé par un coup de fusil chargé à plomb et tiré à la distance de 1 mètre. Il existe une plaie en V à pointe dirigée vers le tarse, fortement contuse et avec lambeaux. Potion vulnéraire et calmante. Compresses imbibées d'eau froide.

Les jours suivants, M. Bertet retire de la plaie des fragments de sabot et trois esquilles. Au bout de huit jours, la plaie est en pleine suppuration et répand une odeur infecte. On fait le pansement à la glycérine. Le lendemain toute odeur a disparu à peu près ; au bout de peu de jours, la plaie est détergée ; après un mois et demi, guérison.

Telles sont les propriétés antiputrides et détersives de la glycérine, qu'elles sont signalées même par ses opposants. M. Larrey, par exemple, s'exprime à leur égard en ces termes, dans le rapport auquel nous avons déjà fait allusion : « L'avantage réel, incontestable de la glycérine est de nettoyer les plaies de mauvais aspect, de les déterger, de les ramener même à l'état de plaies récentes si elles sont anciennes. »

Ce témoignage, de la part de M. Larrey, ne paraîtra pas suspect.

Quelques praticiens, pour ajouter aux vertus antiputrides et détersives de la glycérine, ont jugé à propos d'associer à cette substance d'autres substances jouissant par elles-mêmes de ces propriétés.

C'est ainsi qu'à Bicêtre, dans le service de M. Després, on a employé avec succès, comme désinfectant, dans les plaies gangréneuses, un glycérolé de chlorate de potasse, proposé par M. Martinet, interne en pharmacie.

1°	Chlorate de potasse.	10 gr.
	Glycérine.	100 gr.

Dans ce glycérolé il n'y a qu'une partie de chlorate de potasse de dissoute, l'autre est en suspension.

On peut employer de la même manière, et pour les mêmes indications, les glycérolés suivants :

2°	Créosote.	5 à 10 gouttes.	
	Glycérine.	30 gr.	(Guibert.)
3°	Goudron.	10 gr.	
	Glycérine..	100 gr.	

Mêlez à la chaleur du bain-marie, et filtrez.

4°	Coaltar.	10 gr.	
	Glycérine..	100 gr.	(Surun.)

Faites digérer au bain de sable une heure, et filtrez.

Ces glycérolés seront étendus une fois ou deux dans les vingt-quatre heures, sur toute la surface suppurante, jusqu'à désinfection complète, après quoi on recourra à la glycérine pure. Jusqu'à ce jour, cette dernière, dans sa simplicité, nous a toujours suffi pour ces sortes de cas.

§ 5.

Du pansement à la glycérine dans les brûlures.

Nous rapprochons des plaies gangréneuses les brûlures, qui donnent des plaies dans lesquelles il y a des parties mortifiées à éliminer.

Ce n'est pas dans les symptômes qu'elles offrent en commun avec d'autres plaies que nous voulons étudier l'action de la glycérine appliquée aux brûlures, mais seulement dans leurs accidents spéciaux.

Ces accidents, ou du moins ceux qui méritent de fixer l'attention, en vertu de leur gravité, sont au nombre de trois, savoir :

La douleur;

La réaction inflammatoire qui préside à l'élimination des escarres ;

L'abondance de la suppuration, qui, après la chute des parties mortifiées, est si souvent une cause d'épuisement et de mort.

La douleur est surtout intense dans les deux premiers degrés de la brûlure, alors que l'élément désorganisateur a agi en surface et non en profondeur. A elle seule, elle amène souvent une terminaison funeste. C'est à elle qu'il faut en effet attribuer la mort qui survient dans les premiers jours de l'accident, bien qu'il n'y ait d'intéressées que les couches superficielles de la peau. Elle détermine un épuisement nerveux proportionnel à son intensité, qui, elle-même, est en raison de l'étendue de la brûlure. Les applications de glycérine au moyen de linges fins imbibés de cette substance l'apaisent et souvent la font disparaître entièrement. La glycérine, en contact avec la surface lésée, substitue à la sensation d'ardeur une sensation de fraîcheur qui se continue en vertu de sa propriété hygrométrique; en outre, elle pénètre les parties, les humecte, les ramollit, et fait disparaître leur sécheresse et leur tension. Enfin, mieux que toute autre substance, elle garantit du contact si pénible de l'air ambiant le derme, lorsqu'il est à découvert.

En pathologie, les phénomènes s'enchaînent les uns les autres. Pour les brûlures, chacun a remarqué que si la douleur persistait, en général, la réaction inflammatoire consécutive était très-intense. Serait-ce en agissant primitivement sur la douleur que la glycérine préviendrait une inflammation trop vive? Nous croyons à cette influence, mais nous devons nous rappeler aussi que la glycérine préserve les plaies d'une excitation aiguë, et qu'elle la dissipe lorsqu'elle est déjà développée. Quoi qu'il en soit, la glycérine modère la réaction inflammatoire locale de telle sorte que l'élimination des escarres s'effectue sans ébranler l'organisme.

Enfin, à la brûlure a succédé une plaie simple. Les plaies consécutives aux brûlures fournissent souvent du pus en bien plus grande abondance que les plaies dépendant d'une autre cause, de sorte qu'un grand nombre de sujets meurent épuisés par la suppuration. La glycérine, en modérant la sécrétion du pus, retarde cet épuisement; en outre, s'opposant à l'exubérance des bourgeons charnus, elle procure une cicatrice plus plate et plus régulière que celle obtenue par le pansement ordinaire.

§ 6.

Du pansement à la glycérine dans les ulcères et les cancers.

Sous le nom d'ulcères nous comprenons, comme Boyer, les solutions de continuité des parties plus ou moins anciennes, accompagnées d'un écoulement de matière purulente et entretenues par un vice local ou une cause interne.

La glycérine à elle seule peut amener la guérison de certains ulcères, mais nous l'employons le plus souvent dans ces lésions, comme moyen préparatoire d'un autre traitement plus expéditif, ou comme adjuvant d'une médication générale, ou simplement comme palliatif.

C'est dans les ulcères tenant à un vice local que nous employons la glycérine comme moyen préparatoire d'un autre traitement, la compression à l'aide de bandelettes agglutinatives, appliquées suivant la méthode de Baynton. Ce dernier traitement réussit en effet d'autant mieux que l'ulcère a été ramené à un état plus simple. Or, les sujets affectés d'ulcères appartenant à la classe indigente et exerçant des professions pénibles n'ont, en général, recours au chirurgien que si des complications, amenées par leur genre d'existence, les forcent à s'arrêter complétement. Les complications qu'ils présentent sont : l'inflammation de l'ulcère, la gangrène de quelques-uns de ses points, une exubérance de fongosités à sa surface, une éruption eczémateuse et le développement de callosités sur ses bords. Les pansements à la glycérine, continués pendant quelques jours, comme pour les plaies simples, font disparaître ces accidents, et c'est alors que j'applique les bandelettes de sparadrap, qui, dans ces conditions, procurent une prompte guérison. Quelquefois, l'irritation qu'elles causent étant trop considérable, j'alterne leur application avec celle de la glycérine.

Dans le cas d'ulcère atonique, scorbutique, scrofuleux et syphilitique, l'action locale de la glycérine seconde merveilleusement la médication interne, en stimulant la plaie et la maintenant dans un état favorable à la cicatrisation. Dans ces cas on recourrait aussi, avec avantage, aux glycérolés que nous avons mentionnés au sujet des plaies gangréneuses.

Enfin la glycérine n'est qu'un palliatif pour l'ulcère cancéreux, mais un palliatif jouissant de propriétés utiles. En effet, elle modère la suppuration, diminue la mauvaise odeur, empêche le développement des fongosités, entretient une propreté précieuse et rend le pansement facile et peu douloureux. Les ulcères cancéreux sont fréquemment le siége de douleurs très-vives tenant à la nature de la lésion; je les calme en associant à la glycérine du laudanum ou de l'extrait d'opium qu'elle dissout très-bien.

Glycérine.	100 gr.
Laudanun de Sydenham.	4 à 5 gr.

Les médecins abandonnent généralement les malades atteints de plaies cancéreuses incurables, après leur avoir prescrit quelques calmants. Il résulte de cet abandon que les malheureux malades deviennent un objet de dégoût pour eux-mêmes et pour ceux qui les entourent, à cause de la mauvaise odeur qu'ils exhalent. De plus, les plaies cancéreuses mal pansées sécrètent un ichor fétide et irritant, qui détermine des inflammations circonvoisines, de là des douleurs atroces, qui épuisent les malades et amènent une mort anticipée. Je me suis souvent convaincu que dans la majorité des cas, il est possible de faire cesser la mauvaise odeur, ainsi que les douleurs, au moyen de pansements bien faits; alors l'appétit et le sommeil reviennent, et les pauvres malades, voués à une mort certaine, vivent encore pendant des mois, des années même d'une vie tolérable.

Les plaies cancéreuses doivent être divisées en

plaies unies, sans grandes anfractuosités et en plaies irrégulières, anfractueuses, avec des clapiers plus ou moins profonds. Dans le premier cas, j'ordonne des lotions répétées plusieurs fois le jour avec de l'eau dans laquelle on a mis une certaine quantité de chlorure de chaux, ou bien encore avec une solution de chlorate de potasse ou de permanganate de la même base. Après ces lotions, on fait un pansement, soit avec la glycérine pure, soit avec la glycérine associée au laudanum, si les douleurs sont vives, et si ces dernières ne sont pas calmées de cette façon, on badigeonne la plaie tous les deux ou trois jours avec une solution concentrée de sulfate d'alumine et de zinc, et on applique sur elle un gâteau de charpie, bien enduit du glycérolé suivant :

Glycérolé d'amidon.	100 gr.
Sulfate d'alumine et de zinc.	20 gr.

Ces deux préparations recommandées par M. Homolle et un peu changées par nous, nous ont donné d'excellents résultats. Il suffit d'ailleurs de modifier la surface de la partie ulcérée pour faire que celle-ci soit moins douloureuse, et rendre les sécrétions moins fétides. Au lieu de glycérine et de glycérolé que l'on varie à l'infini, on peut appliquer des boulettes de charpie trempées dans un des liquides désinfectants signalés plus haut, et on arrive au même résultat. S'il survient des hémorrhagies, on a recours à quelques petits tampons trempés dans le perchlorure de fer; on les applique sur la plaie, que l'on recouvre d'un morceau d'agaric. Si ce moyen est insuffisant, on peut recouvrir toute l'étendue de la surface ulcérée ou une partie avec une lamelle assez mince de chlorure de zinc; de la sorte on détruit la partie fongueuse, on produit une escarre, et l'on panse alors le mal avec de la glycérine pure ou de la glycérine additionnée d'une certaine quantité de laudanum. Sous l'influence de ces divers traitements, le plus souvent les hémorrhagies cessent ainsi que les douleurs. Je n'emploie pas comme désinfectant certaines substances préconisées dans ces derniers temps, comme le coaltar et ses dérivés. En effet, si ces substances, dans quelques cas, ont la propriété de faire disparaître la mauvaise odeur des plaies, il faut bien le reconnaître, elles répandent elles-mêmes une odeur fort désagréable pour le malade et pour ceux qui les entourent; c'est pourquoi je préfère les diverses substances mentionnées plus haut.

Lorsque les plaies cancéreuses sont anfractueuses, qu'elles renferment un certain nombre de clapiers plus ou moins étendus, les pansements doivent encore être faits avec un soin plus minutieux; il faut, dans ce cas, avoir recours à des injections pratiquées avec les liquides sus-nommés, et surtout aux injections d'acide carbonique, qui ont le double avantage de calmer et de déterger les plaies. Je me suis souvent convaincu de leur utilité sous ce rapport, dans les cancers inopérables de l'utérus (Voir la thèse de M. Ledreux, 1862, et *Gazette des hôpitaux*, même année), et dans les tumeurs du sein volumineuses, profondément ulcérées. Mon ami M. Leconte en a aussi obtenu de très-bons résultats; de plus, on portera avec un pinceau, aussi loin que possible, la solution concentrée de sulfate d'alumine et de zinc, et on pansera la plaie avec des linges glycérinés ou avec des gâteaux de charpie recouverts de glycérolé au vingtième de sulfate d'alumine et de zinc. On comprend d'ailleurs la variété infinie que l'on peut imprimer à ces pansements, suivant les cas et les circonstances particulières. Sans doute, ils ne guériront pas les malades affectés de cancer, mais ils adouciront leurs souffrances, rendront leur vie tolérable, feront renaître chez quelques-uns l'espérance. La mission de la chirurgie comme de la médecine est de calmer et de soulager, quand elle ne peut point guérir.

§ 7.

Du pansement à la glycérine dans l'inflammation ulcérative, les ulcérations simples, les ulcérations spécifiques.

Une inflammation ulcérative peut envahir une plaie. Celle-ci prend alors une teinte d'un rouge violacé, devient douloureuse, fournit un pus abondant et mal lié. On ne tarde pas à voir une nouvelle plaie, se greffer, en quelque sorte, sur la première, qu'elle tend à agrandir en surface et en profondeur en détruisant les tissus. Jamais je n'ai remarqué cet accident se produire sur les plaies, depuis que je les panse à la glycérine, mais j'ai vu plusieurs fois ce travail ulcératif s'emparer de la surface d'un vésicatoire, surtout chez les jeunes enfants, et devenir une complication inquiétante. Dans cette circonstance, le pansement à la glycérine est très-efficace. Il arrête le travail désorganisateur, fait cesser la douleur, détermine la formation de granulations qui fournissent un pus de bonne nature et amène la réparation des parties détruites et la cicatrisation de la plaie. Ce mode de pansement est souvent mis en usage par M. Blache, si bon juge en ces matières. A ce propos, nous dirons qu'il y a grand avantage à substituer la glycérine au cérat dans le pansement ordinaire des vésicatoires ; qu'elle prévient les accumulations de pus et de corps gras, et les éruptions eczémateuses et impétigineuses qui se font à leur pourtour.

Nous avons administré la glycérine en lavement :

Glycérine. . .	30 gr.
Eau.	250 gr.

contre les ulcérations de la partie inférieure du gros intestin ; relativement au but que nous nous proposions, nous avons toujours obtenu des résultats satisfaisants. Après tout ce que nous avons dit des propriétés de la glycérine, on comprendra facilement comment son pouvoir curatif varie suivant la nature de l'ulcération, et, par conséquent, ce qu'on doit en attendre dans tel ou tel cas.

M. le docteur Van Holsbeck combat les ulcérations de la marge de l'anus qui constituent les fissures par la glycérine, mais la glycérine médicamenteuse tenant du tannin en dissolution. Une mèche plus ou moins volumineuse, enduite de glycérolé de tannin, est introduite matin et soir avec précaution. M. Van Holsbeck rapporte un cas dans lequel la guérison a été obtenue en cinq jours par ce moyen. Nous ne faisons qu'enregistrer le fait, nous réservant de traiter plus loin ce sujet.

Nous arrivons au traitement des ulcérations spécifiques ou des chancres par la glycérine. Le pansement qu'ordonnent la plupart des médecins dans ce cas est le pansement au vin aromatique. Or, il arrive presque toujours que le malade imbibe la charpie d'une quantité trop grande de liquide, qui baigne alors les parties et leur fait subir une macération préjudiciable; ou bien, au contraire, la charpie non suffisamment mouillée adhère à la petite plaie, et oblige à chaque pansement de recourir à des tractions qui détruisent la pellicule épidermique cicatricielle ; la glycérine, tout en ayant les avantages du vin aromatique, n'a pas les inconvénients que nous venons de signaler. Elle nous a paru, en outre, amener plus promptement la détersion de la surface ulcérée, et favoriser la résolution de l'induration du chancre infectant. Dans ce dernier cas, lorsque l'ulcération repose sur une base fortement indurée, au pansement à la glycérine pure nous substituons le pansement avec le glycérat suivant :

Glycérolé d'amidon.	30 gr.
Précipité blanc. . .	1 gr.

dont on continue l'emploi jusqu'à la disparition complète de l'induration.

Dans les chancres pultacés ou gangréneux nous recommandons le glycérolé au nitrate d'argent, 1 gramme pour 30 grammes.

Le pansement à la glycérine peut, dans certains cas douteux, aider au diagnostic. Nous avons remarqué que toutes les ulcérations simples, qu'il était possible de confondre avec un chancre au début, guérissaient par ce moyen en quelques jours au plus. Donc, si, passé ce temps, l'ulcération persistait, il faudrait que le praticien se tînt sur la réserve, et s'enquît avec soin des antécédents du malade afin de ne pas commettre d'erreur.

§ 8.

De la glycérine en injection dans les plaies cachées : abcès profonds, clapiers, trajets fistuleux.

Presque en même temps que nous commencions à appliquer la glycérine au traitement des plaies à ciel ouvert, nous l'employions en injections dans les plaies cachées, c'est-à-dire les abcès profonds, les clapiers, les trajets fistuleux.

Dans ces cas j'ai recours à la glycérine pour remplir des indications quelquefois isolées, souvent réunies et qui sont les suivantes :

Parer à l'abondance de la suppuration ;

Déterger les surfaces sécrétantes ;

Modifier les mauvaises qualités du pus ;

Empêcher la stagnation des liquides ;

Exciter simplement la membrane pyogénique, afin de hâter la réparation.

Souvent, concurremment aux injections de glycérine, j'emploie la compression, lorsque les parties et la nature de la lésion le permettent. J'ai vu l'action simultanée de ces deux moyens nous donner de très-beaux résultats, dans le cas d'abcès sous-mammaires, et d'abcès profonds de l'aisselle avec fusées purulentes sous les pectoraux.

A la suite des amputations et des désarticulations, il est fréquent de voir se former des fusées purulentes autour du moignon ; je les combats heureusement avec les injections de glycérine.

Lorsque l'abcès est lié à la lésion d'un os, j'unis l'iode à la glycérine :

Glycérine. . . .	100 gr.
Teinture d'iode. .	30 gr.

La glycérine est douée, comme nous l'avons dit, d'un pouvoir de pénétration énorme, et comme elle est, après l'alcool, le meilleur dissolvant de l'iode, elle entraîne le médicament avec elle, en imbibant les tissus malades molécule à molécule, et étend de la sorte son action à une grande profondeur.

Je pratique les mêmes injections dans les bubons syphilitiques suppurés, les plaies scrofuleuses, etc., etc.

§ 9.

De la glycérine appliquée à la chirurgie militaire. — Rapport de M. le baron Larrey.

Quand on a le goût des expéditions lointaines aussi développé que nous l'avons aujourd'hui, ce n'est déjà pas peu de chose que de trouver dans la glycérine un médicament d'un transport facile, ne craignant pas les avaries, ne rancissant pas comme le cérat, se conservant indéfiniment et susceptible d'une application étendue. Bien plus, en campagne, quel que soit le zèle que déploie le corps médical, le petit nombre de son personnel, relativement à la masse des blessés, fait que pour telle maladie, par exemple, le pansement ne peut être renouvelé qu'une fois, lorsqu'il devrait l'être deux et même trois. Or, la glycérine, d'une part, en rendant les pansements très-prompts, d'autre part en diminuant la suppuration, et, par conséquent, en permettant de laisser en place, sans préjudice, le même pansement, pendant un temps plus long, fait que le chirurgien peut étendre ses soins à un bien plus grand nombre de malades. En outre, les projectiles de guerre produisent des plaies contuses avec mortification des bords, ordinairement très-compliquées, entraînant souvent l'amputation, toujours très-longues à se cicatriser, et fournissant une abondante suppuration. Pendant ce temps, les blessés, entassés les uns sur les autres, soumis nécessairement aux conditions hygiéniques les plus défavorables, sont sous l'imminence continuelle de tous les accidents qui compliquent les plaies. Or, dans ces circonstances, la glycérine se recommande au premier chef par son pouvoir prophylactique et curatif de ces accidents, par son action antiputride et par la qualité qu'elle possède de modérer la suppuration.

Lorsqu'en 1855 je fis part simultanément à l'Académie des sciences et à l'Académie de médecine des succès que me donnait la glycérine dans la thérapeutique des plaies, le Conseil de santé de l'armée s'émut de cette communication et fit demander par le ministre de la guerre à M. le baron Larrey un rapport sur ce sujet. Le rapport fut rédigé vers le milieu de l'année 1856. Se basant sur des expérimentations nombreuses faites au Val-de-Grâce pendant huit mois, il conclut contre la glycérine en faveur du cérat.

Voilà la cause qui a empêché la propagation de la glycérine dans la chirurgie militaire.

En outre, quoique n'ayant jamais été imprimé, ce rapport n'en est pas moins venu à la connaissance d'une certaine partie du monde médical, qui l'objecte sans cesse à nos succès.

Pour ces raisons et aussi parce qu'il emprunte une grande autorité à l'auteur dont il émane, je dois l'examiner sérieusement. Mais auparavant, je prierai M. Larrey de ne voir dans ma critique aucune autre intention que celle d'élucider une question scientifique. J'espère même que les progrès qu'a faits la question de la glycérine depuis la rédaction de son rapport, auront quelque peu modifié ses idées à ce sujet, et disposé son esprit à recevoir les observations que nous croyons de notre devoir d'exposer.

Il résulte pour nous de la lecture de ce rapport une conviction bien arrêtée, c'est que les expérimentations sur lesquelles s'appuie l'auteur ont été faites avec une glycérine impure, comme d'ailleurs étaient la plupart des glycérines que nous avions alors à notre disposition. Or, ce fait domine tout et diminue la valeur des conclusions auxquelles est arrivé M. Larrey.

Ce n'est pas sans motif que nous avons insisté, au commencement de ce travail, sur les caractères de la glycérine pure, sur les moyens de se la procurer et sur la nécessité de ne pas en employer d'autre dans la majorité des cas. Nous avons démontré combien, dans le principe, la glycérine était de mauvaise qualité, combien son emploi donnait lieu à des résultats variables, suivant les différences de sa composition; nous avons cité des faits empruntés à la pratique de MM. Debout, Devergie, Vergne et à la nôtre, dans lesquels les accidents qui s'étaient manifestés devaient être évidemment rapportés à l'impureté de la glycérine. Remarquons que ceci se passait au moment de ses premières applications, alors que celle qu'on employait provenait de la fabrication des bougies et du savon et était mal purifiée, que l'usage de cette substance se généralisant, on est arrivé depuis à un produit plus parfait; que dès lors les accidents signalés ont cessé de se montrer et que les résultats thérapeutiques sont devenus constants. Or, les reproches que M. Larrey fait à la glycérine sont absolument les mêmes que ceux qui furent adressés par MM. Debout, Devergie, Vergne, et ils doivent être attribués à la même cause.

En effet, les expériences de M. Larrey datent du mois de novembre de l'année 1855, et vont jusqu'en juillet 1856, c'est-à-dire qu'elles remontent au début de la question, alors que moi-même, si intéressé au succès et à la confirmation des résultats que j'avais annoncés, j'avais la plus grande peine à me procurer un produit passable, alors que les hôpitaux nous fournissaient une glycérine presque toujours acide, et alors que j'étais quelquefois obligé de la faire préparer de toute pièce.

M. Larrey a donc dû subir le sort commun, et en effet tous les inconvénients qu'il attribue à la glycérine doivent être rapportés aux substances étrangères qu'elle renfermait. Ce sont, en général, des accidents d'irritation, tels que démangeaisons, picotements, douleurs se renouvelant à chaque pansement et devenant parfois si intolérables, que les malades se refusaient au mode de traitement.

Un fait même me porte à croire que M. Larrey a dû se servir d'une glycérine très-impure; ce fait est le grief que M. Larrey expose en ces termes :

« Ainsi la teinte rosée qu'elles revêtent (les plaies), dans les premiers temps, ne tarde pas à pâlir et à devenir quelquefois blafarde, en même temps que leur surface, d'un bon aspect d'abord, finit par se couvrir d'une pellicule d'apparence épithéliale, qui en impose pour un tissu cicatriciel, et qui n'est en réalité qu'une exsudation mécanique ou de produit inerte, dépourvu de vitalité, comparable à une couche de gomme ou de collodion, et incapable de se vasculariser, de s'organiser et de constituer, en définitive, un véritable tissu de cicatrice. »

Je n'ai jamais rien vu de pareil, ni aucun autre observateur n'a signalé rien d'analogue à cette production à la surface des plaies, consécutive aux applications de glycérine.

Cependant, dans une autre circonstance, j'ai remarqué l'apparition d'une pellicule conforme à celle qui se montrait sur les plaies des malades du Val-de-Grâce ; cette pellicule s'était manifestée à la surface d'une plaie contuse soumise à une irrigation continue avec de l'eau de puits. Elle était simplement le résultat d'un dépôt calcaire que l'eau abandonnait à son passage.

L'analogie des effets dans ces cas me porte à admettre l'analogie de la cause et à croire par conséquent que la glycérine dont M. Larrey faisait usage contenait une énorme quantité, soit de sulfate de chaux, soit de chaux libre, qui, en se déposant sur les surfaces d'application donnaient lieu à cette pellicule comparable à une couche de gomme ou de collodion.

Du reste, après ces reproches dont chacun aujourd'hui saura apprécier la valeur, et qui, nous le comprenons, ont pu autrefois déterminer le jugement de M. Larrey, le chirurgien du Val-de-Grâce concède à la glycérine la plupart des avantages que nous lui avons reconnus nous-même. Il constate qu'elle est moins altérable que le cérat et se prête mieux aux approvisionnements ; qu'elle est plus propre à manier et à renouveler, qu'elle ne salit pas les appareils de pansement et dispense du lavage des plaies ; qu'elle déterge très-rapidement les surfaces suppurantes de mauvais aspect, et favorise l'élimination des escarres ; qu'elle diminue la suppuration et supprime l'exubérance des bourgeons charnus, etc., etc.

Seulement M. Larrey a vu toutes ces utiles propropriétés obscurcies par des accidents dont il n'a pas d'abord saisi l'origine étrangère, et qui, frappant surtout son attention, l'ont entraîné à des conclusions que le temps s'est chargé depuis d'adoucir dans ce qu'elles renfermaient d'exagéré.

En effet, il est acquis aujourd'hui que la glycérine pure a une action douce, uniforme et constante, et nous sommes sincèrement persuadé que si M. Larrey répétait ses essais avec cette glycérine, il ne verrait plus se produire les accidents qu'il lui attribue, mais qu'au contraire, exclusivement frappé de ses nombreux avantages, surtout dans la chirurgie militaire, il conclurait en sa faveur dans un nouveau rapport qui infirmerait celui que nous venons d'analyser et qui n'a d'autre tort que d'être basé sur des faits anticipés.

Voici d'ailleurs les conclusions du rapport inédit que M. Larrey a mis à notre disposition avec sa bienveillance habituelle.

1° Si la glycérine est pure et bien préparée, elle est moins altérable que le cérat pendant quelque temps, et elle se prête mieux aux approvisionnements et aux transports nécessaires, surtout aux hôpitaux de l'armée ; mais si elle est mal préparée, elle s'altère facilement, elle devient rance et contracte une mauvaise odeur.

2° La glycérine comparée au cérat est plus propre à manier et à renouveler ; elle ne salit pas les pièces d'appareils et dispense, dans les premiers temps, du lavage de la plaie; mais sa dessiccation prompte lui ôte bientôt les avantages recherchés dans l'application d'un corps gras et onctueux.

3° L'avantage réel, incontestable de la glycérine est de nettoyer les plaies de mauvais aspect, de les déterger, de les ramener même à l'état de plaies récentes si elles sont anciennes.

Ce résultat promptement obtenu a certainement motivé les éloges trop exclusifs accordés tout d'abord à cette substance, car, une fois produit, l'effet ne se soutient pas, il n'est plus le même, et la plaie ainsi détergée s'irrite parfois, s'enflamme ou reste stationnaire.

4° S'il est vrai que la glycérine diminue la suppuration, supprime la membrane des bourgeons charnus et favorise l'élimination des escarres superficielles, en produisant la dessiccation des plaies, elle n'opère en général ces heureux effets qu'à des conditions regrettables et nuisibles; c'est ainsi qu'elle provoque successivement des sensations de picotement, de démangeaisons, d'irritations vives, de cuisson et de chaleur, de douleur enfin, qui rendent pénible et souvent insupportable ce mode de pansement, à tel point que les malades en réclament la suppression avec instance.

5° La glycérine, plus favorable au pansement des ulcères et des escarres superficielles qu'au pansement des plaies récentes, modifie aussi utilement, mais comme bien d'autres substances, la forme simple, bénigne et sporadique de la pourriture d'hôpital ; elle est au contraire sans aucune efficacité contre la forme compliquée, maligne, épidémique et contagieuse de ce redoutable accident des blessures.

6° La cicatrisation n'est point accélérée, comme on l'a espéré, par ce mode de pansement ; elle s'annonce d'abord, il est vrai, d'une manière favorable mais plus tard, elle n'avance pas, elle se trouve retardée quelquefois.

Nous avons reproduit fidèlement les conclusions du rapport de M. Larrey ; pour bien apprécier les jugements du savant rapporteur et les objections que nous avons faites, il faut se reporter au temps où les premières études sur la glycérine ont été faites ; or, à cette époque, nous nous servions tous, dans les hôpitaux, de la même glycérine, acide ou alcaline ; on comprend donc parfaitement la différence des résultats obtenus, variant suivant le but que l'on voulait atteindre. A l'hôpital Saint-Louis, j'agissais sur des plaies atoniques disposées à la gangrène pultacée ; les résultats que j'obtenais étaient très-remarquables ; tandis qu'en ville, ou plutôt à la Maison de santé, j'éprouvais quelques-uns des mécomptes signalés par M. Larrey. Aussi, dès le début de mes recherches, me suis-je surtout préoccupé d'avoir de la glycérine pure : c'est principalement dans le cas de brûlure que j'ai pu expérimenter chaque espèce de glycérine et bien étudier les qualités de chacune. Si la glycérine bien pure est préférable dans les plaies récentes, les brûlures, etc., il faut bien le reconnaître, dans le cas de plaies atoniques, ou enflammées par un vice local ou général, la glycérine légèrement acide ou alcaline est peut-être préférable; c'est encore un sujet d'étude pour moi. Mais ce que je viens de dire suffit pour démontrer que des opinions à première vue fort différentes se concilient en les étudiant de près, car il devient bien évident que, dans le cas particulier, M. Larrey et moi nous parlons de la même substance, mais douée de propriétés fort différentes, et que les observations fort justes de M. Larrey, exposées en 1856, doivent être révisées en 1862. Il faut aussi, dans les expériences que l'on fait, se placer dans les mêmes conditions que l'expérimentateur; ainsi la manière de préparer les linges glycérinés, la manière de faire le pansement, si on la varie, peut donner des résultats différents.

Nous allons maintenant montrer que, tout en préconisant la glycérine comme mode de pansement des plaies, nous sommes loin d'en faire un remède général.

§ 10.

Dans quels cas on doit préférer à la glycérine d'autres moyens de pansement.

On m'a accusé de vouloir faire de la glycérine une panacée; pour réfuter cette assertion, je n'ai qu'à exposer ma pratique, on m'y verra éclectiqne et empruntant à chaque méthode ce qu'elle a de bon, mais je dois convenir que dans la généralité des cas je trouve dans la glycérine toutes les ressources nécessaires pour remplir les indications que réclame la guérison des plaies.

J'ai déjà dit que depuis que j'employais la glycérine je n'avais plus d'occasion de me servir ni des émollients, cataplasmes, etc., ni des excitants, basilicum, styrax, baume d'Arcœus. Mais il est d'autres agents auxquels j'ai recours dans certaines circonstances, que je vais préciser, ce sont : l'acide carbonique, l'eau et les bandelettes de diachylon.

1° *De l'acide carbonique et de l'oxygène appliqués aux pansements des plaies* [1]. —Nous avons fait connaître, M. Leconte et moi, par plusieurs publications dans les journaux de médecine, l'action cicatrisante et antiseptique de l'acide carbonique; ce n'est pas le lieu d'y revenir *in extenso ;* j'en dirai seulement quelques mots. J'ai été amené à cette application en pratiquant des injections

[1] Voir à ce sujet les travaux que M. Leconte et moi avons publié sur l'action des gaz :

1° Un Mémoire dans les Archives générales de médecine 1858, sur l'absorption des gaz;

2° Un Mémoire à l'Institut, 1862, sur l'emphysème traumatique ;

3° Un Mémoire publié dans les Archives 1862, sur l'action des gaz sur les plaies sous-cutanées;

4° M. Leconte et moi publierons prochainement nos recherches sur la guérison des plaies exposées à l'acide carbonique ou à l'oxygène.

d'acide carbonique dans des cancers de la matrice ulcérés et douloureux. J'ai remarqué qu'en même temps que la douleur était calmée, l'ulcère prenait un meilleur aspect et perdait son odeur putride. Alors j'essayai l'acide carbonique dans le traitement des plaies à ciel ouvert. A cet effet, je fis fabriquer par M. Galante des manchons en caoutchouc, au moyen desquels il me fut possible de mettre le gaz en contact avec les surfaces suppurantes pendant un temps prolongé.

Il résulte de nos expériences que l'acide carbonique est un stimulant des plaies très-actif, et qu'il est doué de propriétés cicatrisantes et antiseptiques remarquables.

Je l'emploie donc dans les plaies indolentes, diphthéritiques, gangréneuses, etc. Nous avons vu la glycérine réussir très-bien dans ces cas. Cependant, il peut arriver que son action modificatrice s'épuise avant que la guérison soit achevée; alors, en combinant l'application successive de la glycérine et de l'acide carbonique, je réveille l'énergie languissante du travail de réparation, et j'achève la cicatrisation.

Comme je l'ai dit, j'emploie l'acide carbonique sous forme de bains, le manchon étant placé et fixé de manière à ne permettre aucune déperdition de gaz; je fais arriver l'acide carbonique en quantité proportionnelle à la surface de la plaie et inverse de son irritabilité. La poche étant suffisamment remplie, on intercepte sa communication avec le générateur. La durée d'application est très-variable; elle est en moyenne de quatre à six heures, et peut être renouvelée une ou deux fois dans les vingt-quatre heures.

Lorsque j'ai besoin d'une action modificatrice, prompte et énergique, au lieu d'acide carbonique, je me sers de l'oxygène pur. Le pouvoir irritant de ce dernier gaz est en effet beaucoup plus développé que celui de l'acide carbonique.

Citons quelques faits à l'appui de l'influence cicatrisante qu'exerce l'acide carbonique sur les plaies de mauvaise nature. Les faits que nous avons recueillis sur ce sujet sont nombreux, comme nous le démontrerons plus tard.

Un homme est atteint depuis sept mois d'ulcères gangréneux des jambes jusque-là réfractaires à tout traitement; on applique l'acide carbonique, et la détersion, bientôt suivie de cicatrisation, s'opère.

Une femme âgée porte aux genoux, depuis trois mois, des plaies diphthéritiques avec apparence gangréneuse, consécutives à des vésicatoires; on soumet les plaies aux bains d'acide carbonique, et l'on voit la cicatrisation marcher en quelque sorte à vue d'œil.

Un employé du chemin de fer du Nord a un écrasement du pied. Après neuf mois de séjour à la Maison de santé, non-seulement il n'est pas guéri, mais sa plaie n'a aucune tendance à se fermer. Le pied est alors placé dans un manchon à acide carbonique et soumis à de nombreux bains gazeux, et par ce moyen j'obtiens assez promptement une cicatrisation parfaite.

Je pourrais rapporter beaucoup de faits analogues à ceux que je viens de citer, mais cela nous détournerait par trop de notre sujet, et je préfère renvoyer le lecteur aux divers travaux que nous avons publiés ou fait publier sur l'action cicatrisante de certains gaz. (Voir la thèse de M. Salva, 1860).

J'arrive à l'emploi de l'eau.

2° *De l'eau appliquée aux plaies.* — L'eau, dans la thérapeutique chirurgicale et en particulier dans la thérapeutique des plaies, est une arme à deux tranchants qui demande à être maniée avec raisonnement et méthode. Voici les principes d'après lesquels j'en dirige l'emploi :

L'eau n'est pas un agent simple. Le plus souvent elle n'est qu'un moyen d'application du froid ; et c'est alors que si elle est puissante dans ses effets, elle peut être aussi quelquefois nuisible dans ses résultats. Les développements qui suivent vont expliquer cette apparente contradiction.

De nombreuses observations, que j'ai faites et consignées dans ma thèse inaugurale (thèses de Paris pour le doctorat, année 1847), et dans deux mémoires communiqués, l'un à l'Académie de médecine en 1848, l'autre à l'Académie des sciences en 1856, m'ont démontré que les plaies étaient, à certaine période de leur existence, douées d'une température propre.

En effet, lorsqu'une plaie est produite, elle donne lieu à une double réaction : générale et locale.

La réaction générale, connue sous le nom de fièvre inflammatoire, de fièvre traumatique, varie suivant l'étendue de la solution de continuité ; nous n'avons pas à la décrire, ce que nous voulons constater, c'est qu'elle s'accompagne d'une élévation de la température animale.

La réaction générale est sous la dépendance de la réaction locale, dont elle reflète l'intensité. Elle peut manquer ; la seconde ne manque jamais, et se traduit, elle aussi, par une augmentation locale de la température. Toutes les fois qu'il y a plaie récente, la température de cette plaie et celle de la zone circonvoisine sont plus élevées que la température de tout autre point du corps.

J'ai vu que cette élévation de température commençait peu de temps après la production de la plaie ; qu'elle augmentait en même temps que se produisait l'inflammation réactive à laquelle elle était directement proportionnelle ; qu'elle arrivait à son summum d'élévation au moment de l'organisation des bourgeons charnus ; qu'elle persistait dans les plaies compliquées, avec escarres, jusqu'à l'élimination totale des parties mortifiées ; qu'enfin elle diminuait à partir de l'établissement régulier de la suppuration, et arrivait alors rapidement à se mettre en équilibre avec celle des parties voisines. J'ai remarqué en outre qu'une plaie opposait au froid une résistance d'autant plus vive que sa température était plus élevée, mais qu'au contraire elle devenait extrêmement sensible à cet agent, aussitôt qu'elle avait perdu sa température propre ; que, dans le premier cas, il était bien supporté, tandis que dans le second il produisait une sensation très-désagréable [1].

De ces observations je me suis fait les règles de conduite suivantes :

L'eau froide n'est applicable aux plaies que dans leur période inflammatoire ;

Sa température doit être d'autant plus basse que la réaction est plus vive ;

Son rôle est de modérer cette réaction de telle sorte qu'elle n'ébranle pas l'être trop profondément, mais elle ne doit jamais dépasser ce but ;

Dans les plaies compliquées, il faut en continuer l'emploi jusqu'à leur détersion complète ;

A mesure que la réaction se modère, la température du liquide doit être élevée ;

Dans une plaie en équilibre de température, l'eau n'a pas d'utilité spéciale ; si on en fait usage sa température sera à peu près tiède, car, plus basse, elle pourrait arrêter le travail réparateur.

La température de l'eau se règle assez bien d'a-

[1] Voir à ce sujet le Mémoire de M. Baudens 1848.

près les sensations du malade, qui ne doit jamais ressentir de froid.

Ceci posé, j'emploie l'eau de trois manières : en pansement, en irrigation et en immersion.

J'applique le pansement à l'eau aux plaies dont je tente la réunion par première intention, résultat que je cherche du reste à obtenir à la suite des opérations sanglantes, sinon toujours dans toute l'étendue de la solution de continuité, au moins alors dans sa plus grande partie. Les bords de la plaie étant maintenus rapprochés à l'aide d'un des moyens ordinaires appropriés à la région, j'applique simplement par-dessus une compresse trempée dans de l'eau à la température de la chambre, et que l'on renouvelle de temps en temps. J'ai trouvé à ce pansement l'avantage de favoriser beaucoup la réunion par première intention, en calmant la douleur consécutive à l'opération, en enlevant le calorique morbide, en prévenant un gonflement trop considérable, en un mot, en modérant la réaction. Si la réunion s'effectue, je continue le pansement à l'eau; si elle n'a pas lieu, je lui substitue immédiatement le pansement à la glycérine.

Une garantie de succès pour la réunion par première intention, c'est une suture bien faite, sans traction notable sur les parties que l'on veut réunir, conditions sur lesquelles Langenbeck et M. Jobert ont fortement insisté et qui me paraissent également très-importantes. Dans ces derniers temps, on a fait jouer un rôle très-considérable à la suture métallique dans ces sortes de réunion, depuis plusieurs années j'ai eu souvent recours à ce mode de pansememt, mais je me suis bien vite aperçu que ce qu'il y avait d'important dans la suture métallique, c'était moins le métal que la multiplicité des fils ; aussi, quand je veux obtenir une réunion par première intention, au lieu de recourir aux fils d'argent, ce qui rend les sutures longues, difficiles, douloureuses, j'ai recours à des fils de soie anglais ou de Florence, très-fins ; je multiplie le nombre de fils, et j'obtiens plus facilement le même résultat que dans les cas où j'employais les fils métalliques ; toutefois, je réserve ces derniers pour quelques sutures profondes, qui doivent séjourner plus longtemps dans l'économie. Cette concession faite aux idées nouvelles, je me demande si elles sont justes, et si les fils de soie, beaucoup plus faciles à manier et appliqués en plus grand nombre que nous ne le faisions autrefois, ne donneraient pas toujours et dans toutes les circonstances les mêmes résultats que les fils métalliques ; un chirurgien distingué de l'Allemagne, M. Simon, de Dorpat, et M. Thilanus, d'Amsterdam, qui a suivi son exemple, préfèrent dans le traitement des fistules vésico-vaginales les fils de soie très-rapprochés aux fils métalliques si vantés dans ces derniers temps ; on peut se convaincre du fait en parcourant l'ouvrage du premier de ces auteurs sur les fistules vésico-vaginales; j'ai vu pendant ces vacances, en Hollande, deux malades opérés par M. Thilanus avec le plus grand succès; dans un des cas il s'agissait d'une large fistule vésico-vaginale, et dans l'autre d'une palatoplastie, par le procédé de M. Langenbeck. Dans ces deux cas, on a eu recours aux fils de soie très-fins. En présence de ces faits, on se demande si l'engouement pour le mode opératoire des fistules vésico-vaginales, appelé *méthode américaine,* n'a point dépassé en France les bornes de la justice et de l'équité, et si les travaux de Jobert n'ont point été sacrifiés; toujours est-il qu'en se plaçant à un point de vue plus équitable, on peut dire que les travaux de M. Jobert, qui ont tant occupé ce chirurgien depuis vingt ans, sont appréciés à l'étranger avec plus d'impartialité et de justice qu'ils ne l'ont été récemment en France.

Le pansement à l'eau est très-répandu en Angleterre. Toutes les plaies y sont soumises, et pendant leur durée entière. Il est pratiqué au moyen d'un tissu plucheux en coton, appelé *lint.* On coupe un morceau de ce tissu, en lui donnant des dimensions suffisantes pour recouvrir toute la solution de continuité, et, après l'avoir trempé dans de l'eau froide ou tiède, pure ou médicamenteuse, suivant les indications, on l'applique sur elle et on le recouvre de taffetas ciré. On le retrempe toutes les trois ou quatre heures, et on le change aussitôt qu'il est sali par la suppuration.

Le pansement à l'eau est très-simple, mais, appliqué à une plaie qui suppure, il a des inconvénients que les détails dans lesquels nous sommes entré plus haut, peuvent faire facilement pressentir, et qui ont été très-bien signalés par A. Bérard. Aussi c'est à tort, selon nous, que dans ces derniers temps on a prétendu que c'était à ce mode de pansement qu'il fallait attribuer les succès obtenus par les chirurgiens anglais. En admettant ces succès comme parfaitement démontrés, nous serions, pour notre part, plus disposé à en voir la cause dans une hygiène et surtout une alimentation bien entendues.

A l'exemple de la plupart des chirurgiens de Paris, j'applique l'eau en irrigation aux grands délabrements, aux vastes plaies contuses, aux écrasements des extrémités, etc., alors qu'il y a quelque chance d'éviter l'amputation ; mais, pour moi, cette méthode n'est jamais qu'exceptionnelle.

Il en est de même de l'immersion dont j'ai vu M. Monod se servir avec avantage dans les cas de phlegmon diffus de l'avant-bras ou de la main, de panaris de la gaîne des tendons, etc., et que j'emploie dans les mêmes circonstances.

3° *Du pansement par occlusion.* — J'arrive enfin aux bandelettes de diachylon. Outre l'usage que j'en tire pour réunir ou rapprocher les bords d'une plaie, elles me servent à faire le pansement dit par occlusion. Sorti de l'école de Blandin, qui ne perdait jamais de vue les plaies de ses malades, j'ai conservé sous ce rapport les idées de mon maître. J'applique donc le pansement par occlusion seulement aux plaies qui ne présentent plus d'inflammation, qui suppurent peu, et dont la marche est languissante et stationnaire. Alors je pratique ce pansement tel que le fait M. Chassaignac. On a vu aussi que je pansais les ulcères des jambes avec les bandelettes de diachylon, imbriquées suivant la méthode de Baynton, je ne reviendrai pas sur ce sujet.

Telle est notre pratique. On peut juger par là si nous sommes exclusif, ainsi qu'on a voulu le faire croire. Notre dogme est de prendre ce qui est bon partout où cela se trouve et de quelque part que cela vienne.

CHAPITRE III.

DE LA GLYCÉRINE APPLIQUÉE AU TRAITEMENT DES MALADIES DE LA PEAU.

Si l'on excepte quelques maladies cutanées fébriles, il n'est pas d'affection de la peau à laquelle on n'ait opposé la glycérine, soit simple, soit médicamenteuse.

Les propriétés que nous avons reconnues à la glycérine devaient, en effet, recommander cette substance dans ces maladies. Nous l'avons vue réunissant les vertus d'un cosmétique parfait, modifiant les cellules épithéliales, pénétrant facilement les tissus, maintenant à la surface de la peau une humidité et une fraîcheur persistantes, agissant favorablement sur les parties ulcérées, en diminuant la suppuration, dissolvant la matière sébacée... Grâce à ces moyens d'action divers, la glycérine, appliquée sur les surfaces cutanées malades, peut changer leur vitalité, comme dans l'eczéma; remédier à l'état de tension douloureuse du derme, si pénible dans l'érysipèle, à l'état de sécheresse de l'épiderme dans le pityriasis, l'icthyose...; s'opposer à l'épaississement et au fendillement des tissus dans le lichen, le psoriasis inveterata ; calmer les démangeaisons, quelquefois atroces, des affections prurigineuses ; empêcher la formation des croûtes ; agir favorablement sur les ulcérations du pemphigus et du rupia ; diminuer l'abondance des suintements et faire disparaître leur mauvaise odeur.

On voit par ces quelques mots combien d'indications la glycérine est capable de remplir dans le traitement des affections de la peau. A la vérité, son action n'est que topique ; mais, sans nier les diathèses dartreuses, scrofuleuses et arthritiques, combien de maladies cutanées n'ont pour cause qu'un vice local et peuvent être guéries par une médication exclusivement externe. D'ailleurs, rien n'empêche de faire suivre, dans les affections diathésiques, un traitement interne en même temps qu'on agit extérieurement par la glycérine.

Elle s'adresse surtout aux affections qui atteignent la peau dans ses parties superficielles. Dans les affections profondes, comme le lupus, la couperose, etc., il faut avoir recours à une glycérine médicamenteuse.

Elle se prête admirablement à toute sorte d'emplois : lotions, fomentations, bains, pommades ; elle n'apporte aux médicaments composés que des propriétés utiles. A tous ces titres, elle doit être l'excipient général de toutes les préparations réservées à l'appareil cutané.

Après ces généralités, il est nécessaire de spécifier davantage et d'entrer dans quelques détails au sujet des affections dans lesquelles la glycérine réussit principalement.

1° *Maladies cutanées fébriles. — Erysipèle. — Variole.* — Je n'ai que peu de choses à dire sur l'emploi de la glycérine dans les maladies cutanées fébriles. Dans cette classe, c'est surtout contre l'érysipèle que la glycérine trouve une heureuse application.

Chacun sait combien nous avons peu de prise sur la marche de l'érysipèle. Pour peu qu'une influence épidémique vienne encore se mettre de la partie, le mal, la plupart du temps, déjoue tous nos efforts, en sorte que le traitement de l'érysipèle n'est le plus souvent que palliatif. Or, la glycérine, plus que tout autre agent, modifie favorablement les symptômes de cette affection. Elle agit principalement contre la douleur, qui est la plupart du temps si pénible par sa continuité, la chaleur âcre et brûlante, la cuisson et la tension dont elle s'accompagne. La glycérine, maintenue à l'aide d'un linge fin sur les parties enflammées, modère ces effets et les rend plus supportables. En outre, cette sédation locale réagit sur l'état général. Je suis même porté à croire que la glycérine est capable quelquefois d'abréger la durée de l'érysipèle. Ainsi, j'ai vu chez une malade que j'avais opérée d'une tumeur au sein, et dont la plaie était pansée avec le cérat, un érysipèle qui s'était montré autour de la solution de continuité, arrêté dans son développement, puis dissipé par la substitution de la glycérine au cérat.

Jusqu'à ces derniers jours, nous n'avions jamais employé contre l'érysipèle que la glycérine simple. Nous avons dernièrement essayé des applications de glycérine tannique; mais ces essais sont trop peu nombreux pour que nous soyons en droit d'en rien conclure encore.

Le docteur Anciaux recommande le mélange suivant, en citant à l'appui deux observations de guérison :

Pr. Alun réduit en poudre impalpable. 30 gr.
Précipité blanc. . . . . 1 gr.

Mêlez exactement, introduisez dans un flacon et ajoutez :

Glycérine. . . . . 90 à 100 gr.

Agitez le flacon jusqu'à consistance d'un liquide crémeux.

Dans la variole, le docteur Posner, de Berlin, recommande la glycérine pour prévenir la formation des cicatrices du visage. Il a fait un grand nombre de fois, lors d'une épidémie de variole en 1858, l'essai de cette substance, et il aurait parfaitement réussi. Il applique la glycérine pure et d'heure en heure sur les boutons varioliques. Nous enregistrons simplement ce fait sans l'apprécier, n'ayant à son égard aucune expérience personnelle, et nous engageons nos confrères à répéter ces essais, qui, s'ils n'atteignent pas le but cherché, sont d'une innocuité parfaite. Si nous montrons cette réserve, c'est pour tenir compte de quelques doutes manifestés, sur la valeur de la méthode du docteur Posner, par le rédacteur des *Annales médicales de la Flandre occidentale*, qui signale ces faits.

2° *Affections vésiculeuses. — Eczéma. — Herpès.* — Nous arrivons aux maladies de la peau proprement dites. Nous ne pouvons pas écrire leur histoire à propos de la glycérine; nous désignerons donc simplement celles d'entre elles auxquelles la glycérine, soit simple, soit médicamenteuse, a été opposée avec le plus de succès.

Les premiers essais que nous avons faits de cette substance contre les affections cutanées ont porté surtout sur l'eczéma, le prurigo et leurs variétés.

Voici ce que nous avons remarqué à l'égard de l'eczéma.

Dans l'eczéma aigu, l'action de la glycérine se manifeste promptement par un effet sédatif. Nous ne saurions trop recommander dans ce cas l'usage d'une glycérine pure, et il vaut même mieux renoncer à ce moyen, si l'on n'est pas sûr du produit. La glycérine impure et surtout acide donne un résultat opposé à celui que l'on cherche. Nous avons clairement démontré ce fait au commencement de notre travail; M. Devergie, dans ses expériences rapportées par le *Bulletin de Thérapeutique* (1856), l'a constaté également.

La glycérine, dans l'eczéma aigu, calme la tension

des tissus, empêche la formation des croûtes, diminue la sécrétion morbide, et arrive enfin à la tarir. Quelquefois cependant, après avoir procuré une amélioration marquée, son action semble épuisée, et la marche vers la guérison s'arrête. Il faut alors recourir soit à une glycérine médicamenteuse, soit à d'autres moyens.

Dans l'eczéma aigu, la glycérine s'emploie soit en lotions, soit en applications permanentes à l'aide de compresses, soit en bains, et si la maladie était bornée à une surface peu étendue, on aurait recours avec avantage au glycérolé d'amidon.

Lorsque l'eczéma est chronique, il n'est pas nécessaire de se montrer aussi difficile sur la pureté de la glycérine.

Quelques faits même sembleraient nous autoriser à penser qu'une glycérine légèrement acide est préférable à une glycérine absolument neutre, lorsque l'eczéma est très-ancien et indolent. On voit, en effet, sous son action stimulante, ces vieilles dartres se réveiller, si je puis ainsi dire, et revenir à un état aigu dont on se rend facilement maître. Mais il n'est pas toujours possible d'obtenir ce résultat avec la glycérine simple, à moins qu'elle ne soit acide ; il faut recourir à des glycerolés dont nous allons faire connaître quelques-uns :

Pr.		
	Glycérine.	30 gr.
	Amidon.	5 gr.
	Goudron purifié. .	2 gr.

Faites bouillir l'amidon avec la glycérine, en agitant constamment jusqu'à consistance d'empois, puis ajoutez le goudron et mêlez exàctement. Ce glycérat, préparé par M. Lecocq, est employé fréquemment à l'hôpital Saint-Louis, principalement par M. Gibert. « Il dessèche les excoriations, tarit l'exhalation, résout les rougeurs; il agit en un mot comme astringent et résolutif, sans produire d'irritation. » (*Bulletin de Thérapeutique*, 1858.)

Nous rapprocherons du glycérat de goudron l'association de la glycérine avec la suie recommandée par M. Bougard contre l'eczéma chronique. Ce médecin cite à l'appui de l'efficacité de son remède, une observation assez remarquable, que nous allons rapporter rapidement.

Il s'agit d'un jeune homme de trente ans, affecté depuis plusieurs années d'un eczéma chronique, qui envahissait presque tout le corps, mais qui se montrait surtout très-intense aux jambes et aux pieds, siéges de démangeaisons intolérables et d'un suintement séreux. La peau était rouge, saignante, excoriée et couverte de croûtes légères; de nombreux remèdes avaient échoué. M. Bougard commence par soumettre le malade à l'emploi de la suie de bois, soit en décoctions, soit en pommade, soit incorporée à la cire. Après quatre mois d'essais à peu près infructueux, il essaye la glycérine pure, qui n'amène qu'un amendement passager. Alors enfin il a recours à un mélange, par poids égal, de suie et de glycérine, et après quinze jours de son emploi, l'eczéma était presque guéri. La cure ne tarda pas à devenir radicale. Depuis, M. Bougard a fait plusieurs fois usage de ce mélange et toujours avec avantage dans l'eczéma des oreilles, du cuir chevelu, etc... (*Journal de méd. de Bruxelles*, sept. 1856.)

La formule de M. Bougard est :

Pr. Poudre de suie de bois. } āā 50 gr.
Glycérine pure. . . . . }

Pour nous, nous proposerons les deux préparations suivantes :

Pr. 1° Décoction concentrée de suie de bois. } āā 100 gr.
Glycérine.. . . . . }

Pour lotions et fomentations.

Pr.	2° Poudre de suie de bois.	10 gr.
	Glycérolé d'amidon.	30 gr.

Pour onctions et frictions.

Enfin nous croyons qu'il y aurait avantage à substituer le glycérat d'amidon à l'axonge dans les pommades recommandées par M. Hardy contre l'eczéma. Nous ne croyons pas, en faisant cette proposition, aller contre la conviction de l'auteur, qui nous paraît aujourd'hui placer la glycérine au-dessus de l'axonge, à en juger par cette phrase extraite d'un mémoire qu'il a publié dans la *Gazette des hôpitaux* (1861) :

« L'huile de cade unie à l'axonge et *surtout à la glycérine* et à l'amidon cuit, dans la proportion qui varie du cinquième au vingtième du poids de la pommade formulée, nous a été parfois d'un utile secours en ramollissant et assouplissant la peau dans les lichens invétérés. »

La substitution que nous conseillons donne les formules suivantes :

1°	Glycérat d'amidon.	30 gr.
	Calomel.	0g,25 à 0g,50
2°	Glycérat d'amidon.	30 gr.
	Deutochlorure de mercure.	0g,05 à 0g,10
3°	Glycérat d'amidon.	30 gr.
	Proto-nitrate de mercure. .	0g,05 à 0g,10
4°	Glycérat d'amidon.	30 gr.
	Onguent citrin.	2,3, 4 ou 5 gr.

Il est bien entendu qu'en même temps qu'on appliquera les divers topiques que nous venons de signaler, on ne négligera pas la médication générale appropriée à la constitution du sujet et à l'ancienneté de sa maladie.

Nous n'avons que peu de chose à dire au sujet de l'herpès, qui, surtout dans sa forme aiguë, parcourt assez rapidement les périodes de son évolution. (Nous n'entendons pas parler de l'herpès tonsurant, qu'il faut du reste classer dorénavant parmi les teignes.)

Cependant, lorsque les groupes vésiculeux seront entourés d'une aréole érithémateuse, avec chaleur et douleur, les applications de glycérine seront très-utiles pour calmer les symptômes inflammatoires. Nous faisons surtout allusion en ce moment à l'herpès prœputialis aigu siégeant à la face interne du prépuce, ainsi qu'à l'herpès zona. Contre cette dernière forme, nous recommandons surtout le collodion à la glycérine, qui, en vertu de sa souplesse et de son élasticité, adhère à la peau sans la crisper et sans se fendiller, protége les vésicules, empêche leur rupture et rend supportable cette maladie bizarre quelquefois si douloureuse.

Collodion.	100 gr.
Glycérine.	2 gr.

On pourra à volonté introduire dans cette formule un principe calmant, comme de l'extrait d'opium.

Contre la forme chronique de l'herpès prœputialis, quelquefois si rebelle, on opposera un glycérolé de tannin. M. le docteur E. Vidal s'est servi dans ce cas de la préparation suivante :

Glycérine.	40 gr.
Tannin.	1 gr.

qui, appliquée à trois malades, a procuré trois guérisons. Remarquons que, chez l'un de ses malades, M. Vidal a vu disparaître en deux jours, pour ne plus se montrer de nouveau, un herpès qui datait de très-loin et avait résisté six mois aux lotions d'eau blanche, à celles de sublimé, aux applications de vin aromatique et à celles de la fécule seule, puis mélangée de calomel.

Nous rapporterons enfin une dernière formule que M. Fabre conseille dans toutes les affections herpétiques.

Pr.	Glycérine purifiée.	15 gr.
	Extrait de chelidonium majus. . .	2 gr.
	Acide tannique pur.	2 gr.
	Alcoolature de chelidonium majus.	1 gr.

Délayer l'extrait de chelidonium à l'aide de l'alcoolature, ajouter peu à peu le tannin et la glycérine, et bien mélanger le tout dans un mortier de verre; aromatiser avec l'essence d'amandes amères.

On en étend, à l'aide d'un petit pinceau de blaireau, une couche sur la partie malade, et on laisse sécher; on renouvelle cette application plusieurs fois dans la journée.

On peut remplacer dans la formule le tannin par le protosulfate de fer pur. (*Bull. de Thérap.*)

3° *Affections bulleuses. — Pemphigus. — Rupia.* — La glycérine est employée dans le pemphigus, à l'aide de compresses que l'on en a imbibées et qu'on maintient sur les parties malades. Elle procure une fraîcheur bienfaisante, calme la douleur et modère le suintement. Legroux, à l'Hôtel-Dieu, chez les nouveau-nés atteints du pemphigus, prescrivait des onctions de glycérine sur laquelle on saupoudrait de la fécule quelquefois simple, quelquefois additionnée de calomel.

Dans le rupia, on fera le pansement à la glycérine tel que nous l'avons décrit au chapitre des plaies. Ce pansement a pour effet de s'opposer à la formation des croûtes, à l'inflammation des surfaces ulcérées et de hâter beaucoup la guérison.

4° *Affections pustuleuses. — Impétigo. — Ecthyma. — Acné.* — Nous employons la glycérine dans l'impétigo et dans l'ecthyma, pure, et en applications locales.

Pour l'acné, on substituera avec avantage le glycérat d'amidon à l'axonge dans la formule des différentes pommades conseillées dans les diverses formes de cette maladie.

Pr.	Glycérat d'amidon. . . .	30 gr.
	Peroxyde de fer. . . .	1 à 2 gr.

On obtiendra de même les glycérats composés de proto-iodure de mercure, de sels de plomb, de tannin, médicaments ordinairement prescrits contre l'acné.

Pr.	Glycérat d'amidon.	30 gr.
	Bi-iodure de mercure. . . .	0gr,05 à 0gr,50

Dans l'acné inflammatoire tenace :

Pr.	Glycérat d'amidon. . . .	ãã 2 gr.
	Bi-iodure de mercure. .	

Pour une onction dans l'acné tuberculeuse, on formulera de même la pommade à l'iodo-chloro-mercureux.

5° *Affections papuleuses.* — *Prurigo.* — *Lichen.* — *Hypéresthésies.* — C'est surtout dans ces maladies que la glycérine agit d'une manière prompte et décisive. Nous avons vu dans le prurigo général, dans le prurigo podicis, le sénilis, dans le lichen des membres, les démangeaisons cesser aux premières applications de glycérine, et la plupart de nos malades soumis à ce traitement pendant quelques jours, rarement deux semaines, et que nous avons suivis, n'ont plus ressenti aucune atteinte de leur maladie.

Nous avons obtenu des résultats non moins remarquables dans les hypéresthésies sans papules, l'hypéresthésie de la vulve surtout, maladie si désagréable et si tenace. Il importe, dans ce dernier cas, pour que le traitement réussisse promptement, que les parties soient largement imbibées de glycérine et toujours humectées d'une couche de ce liquide.

Nous n'avons pas observé une guérison isolée seulement ; M. Monod en a constaté un certain nombre, en sorte que c'est avec parfaite connaissance de cause que nous recommandons notre traitement.

Il va sans dire que, simultanément, nous cherchons à agir sur la constitution, en administrant des amers, des antispasmodiques et tous les médicaments appropriés.

Avant nous, M. Stratin, en Angleterre, M. Trousseau, en France, avaient déjà constaté les bons effets de la glycérine dans les affections prurigineuses. Depuis, les observations de beaucoup de médecins ont confirmé les faits que nous annonçons.

Dans ces cas, la glycérine est appliquée en lotions, fomentations et bains.

Si son action n'est pas suffisante, on lui ajoute un médicament qui lui communique une activité plus grande ou des propriétés nouvelles.

Citons ici quelques glycérolés spécialement destinés au traitement des affections papuleuses à leurs différents degrés et à quelques-unes de leurs variétés.

M. Stratin, dans le prurigo, le lichen et en général contre le symptôme démangeaison, se sert de la préparation suivante :

Pr.	Acide nitrique étendu. . .	2 à 4 gr.
	Sous-nitrate de bismuth..	2 gr.
	Teinture de digitale. . . .	4 gr.
	Glycérine.	15 gr.
	Eau de roses.	225 gr.

pour lotions sur les parties malades.

Dans le lichen simple, on se servira des pommades suivantes :

Pr.	1° Glycérat d'amidon.	30 gr.
	Cyanure de potassium. . . .	0gr,05 à 0gr,10

Pr.	2° Glycérat d'amidon..	30 gr.
	Oxyde de zinc..	4 à 8 gr.
	Camphre.	2 à 4 gr.

Lorsque le lichen est invétéré, on ramollit et on assouplit la peau par des onctions avec :

Pr.	Glycérat d'amidon. . .	30 gr.
	Huile de cade.	1g,50 à 6 gr.

Dans le lichen agrius, M. le docteur Hillairet emploie fréquemment un glycérat composé avec calomel et tannin :

Pr.	Glycérat d'amidon.	30 gr.
	Calomel.	1 gr.
	Tannin.	2 à 3 gr.

Dans la même maladie, M. Chausit recommande le glycérolé d'aloès. Ce topique, dit M. Chausit, a pour effet constant d'amener la cicatrisation des gerçures qui caractérisent le lichen agrius et qui sont souvent si pénibles ; de modifier par cette cicatrisation la marche de la maladie au point de la faire disparaître quelquefois complétement.

Le glycérolé d'aloès peut être avantageusement appliqué au traitement des excoriations de l'eczéma, et surtout de l'eczéma chronique.

L'action du glycérolé est prompte ; et il suffit de cinq à six applications pour déterminer la cicatrisation des crevasses, souvent anciennes et très-opiniâtres.

Pr. Teinture d'aloès. . . 4 à 8 gr.

Faites chauffer jusqu'à évaporation complète de l'alcool et ajoutez :

Glycérine. . . . . . 30 gr.

On étale le glycérolé à l'aide d'un pinceau sur les surfaces malades.

6° *Affections squammeuses.* — *Psoriasis.* — *Pithyriasis.*—*Ichthyose.*— En général, dans les affections squammeuses, l'épiderme est rude, sec, aride et écailleux. La glycérine, qui a la propriété d'assouplir la peau et de lui communiquer une fraîcheur bienfaisante, sera d'un grand secours dans ces maladies. Nous ne prétendons pas qu'avec elle on arrivera à guérir radicalement ces états morbides, dont quelques-uns, tel que l'ichthyose, sont des dispositions natives ; mais par son usage journalier on palliera ces vices de conformation quelquefois si repoussants, et, pour les maladies curables, on les modifiera favorablement et on facilitera l'action des autres médicaments.

La glycérine, modifiant les caractères physiques des cellules épithéliales, ne peut-elle pas, par suite des phénomènes de rénovation, de développement et de reproduction qui s'y passent, ramener ce tissu malade à son état normal ?

Cette idée, émise par le docteur Robin pour expliquer d'une façon générale l'action de la glycérine, nous paraît surtout juste en ce qui concerne les maladies de la peau.

Contre le psoriasis, nous recommandons surtout le glycérat de goudron ainsi composé :

Pr.	Glycérat d'amidon.. .	30 gr.
	Goudron purifié.. . .	4 à 10 gr.

Contre le pithyriasis de la tête, nous ne saurions trop vanter le glycérolé suivant proposé par M. Henry Guéneau de Mussy et que nous avons très-souvent appliqué avec succès :

Pr.	Chlorhydrate d'ammoniaque	0gr,60
	Glycérine.	30 gr.
	Eau de roses.	150 gr.

Dans la même maladie, M. Stratin emploie :

Biborate de soude. . . .	2 à 4 gr.
Glycérine.	15 gr.
Eau de roses.	125 gr.

7° *Affections tuberculeuses. — Lupus.* — Nous devons parler ici d'un mode de traitement appliqué par le docteur Richter (de Vienne) à quelques maladies de la peau et au lupus en particulier. Le médecin viennois se sert d'une solution préparée en faisant dissoudre :

	Iodure de potassium. . .	1 gr.
dans	Glycérine..	2 gr.

et versant le liquide sur :

Iode.	1 gr.

Cette solution a sur les solutions alcooliques le grand avantage de ne pas se dessécher, de sorte que l'absorption et l'action de l'iode se continuent longtemps.

On l'étend sur les parties malades, que l'on recouvre d'un papier de gutta-percha pour empêcher l'évaporation de l'iode et pour augmenter la perspiration des endroits touchés.

Cette teinture agit comme caustique. Elle détermine une douleur variable, suivant la sensibilité des parties et des individus. L'appareil est laissé en place vingt-quatre heures, et le degré de réaction règle les pansements consécutifs.

Elle a, suivant le docteur Richter, une action vraiment héroïque contre les différentes formes de lupus, contre le goître vasculaire, les ulcères scrofuleux, les ulcères syphilitiques constitutionnels, douteuse contre les chancres primitifs et l'eczéma, et nulle contre le psoriasis.

L'observation suivante de lupus guéri par le docteur Richter au moyen de sa solution nous paraît trop remarquable pour n'être pas rapportée.

Il s'agit d'un homme atteint de lupus hypertrophique depuis son enfance. Toute la face était transformée en une masse informe, ulcérée en quelques endroits, et dans laquelle deux trous indiquaient les yeux et une ouverture circulaire indiquait la bouche. La peau du cou était tellement épaissie, qu'elle était en ligne droite du menton au sternum.

Pour diminuer les douleurs de l'application iodée sur une surface aussi étendue, on l'entreprit en deux portions : d'abord le cou et la mâchoire inférieure, et, après leur guérison, le reste de la face.

Chaque application causait des douleurs pendant deux heures, et, dès la première, l'iode se retrouva dans l'urine en grande quantité. L'hypertrophie diminuait peu à peu, les tubercules se fondaient, se recouvraient d'un épiderme d'abord fin, devenant de plus en plus dense, et de petites cicatrices plates. Cinquante-cinq cautérisations en trois mois suffirent pour amener une guérison complète et inespérée.

Nous livrons ces faits à l'appréciation des médecins en les engageant à répéter les expériences si merveilleuses du docteur Richter.

8° *Affections parasitaires. — Gale. — Teigne. — Sycosis. — Herpès tonsurant. — Pithyriasis versicolor.* — Contre les maladies parasitaires, telles que la teigne, le sycosis, l'herpès circiné, l'herpès tonsurant, la gale, la glycérine n'a aucune propriété spéciale ; elle doit cependant être introduite dans les préparations au moyen desquelles on combat ces affections, simplement à titre d'excipient préférable à l'axonge. Nous allons donner ici quelques formules de ces préparations ainsi modifiées.

M. Bourguignon a déjà apporté le perfectionnement que nous proposons d'une façon générale au traitement de la gale. Reconnaissant la supériorité de la glycérine sur l'axonge, il a eu l'idée de préparer une pommade d'Helmerich à la glycérine.

Gomme adragante.		1 gr.
Sous-carbonate de potasse. . . .		50 gr.
Soufre bien broyé.		100 gr.
Glycérine.		200 gr.
Essence de lavande. Essence de citron. Essence de menthe. Essence de girofle. Essence de cannelle.	de chacune 1 gr. . .	5 gr.
		356 gr.

Faites un mucilage avec la gomme adragante et 30 grammes de glycérine ; ajoutez le carbonate de potasse ; mêlez jusqu'à dissolution, puis versez le soufre et la glycérine par petites portions ; aromatisez.

La pommade ainsi obtenue n'est pas plus chère, guérit aussi bien, est moins douloureuse que la pommade d'Helmerich ordinaire. Elle n'altère pas les vêtements, et elle a une odeur agréable.

M. Bourguignon fait faire deux frictions générales d'une demi-heure, à douze heures d'intervalle, et suivies, vingt-quatre heures après la dernière friction, d'un bain de propreté. La première friction doit absorber les deux tiers du topique ; la seconde le dernier tiers.

Le même médecin emploie encore contre la gale un autre topique où entre également la glycérine et au moyen duquel il obtient une guérison définitive de cette maladie après une seule friction générale non précédée de friction au savon.

Voici la formule :

Jaunes d'œuf.	N° 2.
Essence de lavande. .	5 gr.
Essence de citron. . .	5 gr.
Essence de menthe. .	5 gr.
Essence de girofle. .	8 gr.
Essence de cannelle.	8 gr.
Gomme adragante. . .	2 gr.
Soufre bien broyé. . .	100 gr.
Glycérine.	200 gr.

Mêlez intimement les essences aux jaunes d'œuf ; ajoutez la gomme adragante ; développez complétement le mucilage, puis versez par petites portions la glycérine et le soufre.

Ces topiques, expérimentés à Sainte-Eugénie et à Saint-Louis, ont donné à M. Bourguignon les plus heureux résultats.

Ne pouvant simplifier davantage le traitement, on a simplifié la préparation :

Pr.	Essence de menthe ou de lavande.	4 à 5 gr.
	Glycérine.	200 gr.

Mêlez exactement. Pour une friction générale, la surface du corps ayant été décapée par un premier lavage.

Dans la teigne, le sycosis et l'herpès tonsurant, on commencera par l'épilation des parties malades, accompagnée de lotions avec une solution de sublimé, après quoi on mettra en usage une des pommades suivantes :

Pr.	Glycérat d'amidon. . .	30 gr.
	Soufre.	2 gr.

Pr.	Glycérat d'amidon. . .	30 gr.
	Turbith minéral. . . .	0gr,50

Dans l'herpès circiné et le pithyriasis versicolor, comme il est difficile d'enlever les poils follets, on prescrira seulement des onctions avec les pommades précédentes, mais en ayant soin d'augmenter la dose du médicament actif.

9° *Engelures. — Excoriations. — Fissures du mamelon.* — En terminant ce que nous avions à dire sur les applications de la glycérine aux maladies de la peau, nous signalerons son emploi contre les engelures. Elle apaise rapidement les démangeaisons qu'elles occasionnent et agit consécutivement sur les crevasses de la peau. A cause de la sensibilité et de la susceptibilité des parties, nous recommandons une glycérine très-pure. Un fait digne de remarque, c'est qu'une glycérine impure affecte plus douloureusement une solution de continuité de petite étendue qu'une plaie d'une grande dimension.

Si la glycérine seule ne suffisait pas pour faire disparaître les engelures, on prescrirait la préparation suivante, que M. Stratin ordonne dans les cas d'écorchures, d'excoriations, de fissures du mamelon, des lèvres, des mains :

Pr.	Gomme adragante pure.	8 à 15 gr.
	Eau de chaux.	120 gr.
	Glycérine pure.	30 gr.
	Eau distillée de roses. .	100 gr.

On obtient une gelée molle qu'on peut employer en onctions ou embrocations.

CHAPITRE IV.

DE LA GLYCÉRINE APPLIQUÉE AU TRAITEMENT DES MALADIES DE L'OREILLE EXTERNE.

MM. Turnbull et Thomas Wakley se disputent la priorité de l'emploi de la glycérine dans certains cas de surdité liée à une lésion de l'oreille externe. Le traitement des médecins anglais n'a pas encore passé le détroit, en sorte que nous sommes réduit à exprimer simplement leurs idées sur ce point.

M. Wakley, après de nombreux essais, établit ainsi les indications de la glycérine dans la surdité :

Il existe un épaississement cuticulaire ou épithélial du méat auditif, affectant tantôt la membrane du tympan seulement, tantôt la totalité du méat auditif externe, avec surdité plus ou moins prononcée, sécrétion cérumineuse suspendue, souvent tintement d'oreille, bruit de sifflement ou de chant et sensation de chatouillement dans le méat. La cause en est une prédisposition particulière, un âge avancé, et surtout un écoulement de longue date, succédant aux fièvres éruptives et aux applications escarrotiques et irritantes.

Le méat auditif est sec, luisant, sans élasticité,

d'un blanc de perle ; la membrane du tympan moirée et chagrinée, avec quelques petites saillies à sa surface ;

Dans ces cas, le docteur Wakley emploie la glycérine de la manière suivante : il en verse chaque matin quelques gouttes dans l'oreille externe, dont il bouche le méat avec de la gutta-percha ramollie dans l'eau chaude, et qui, se durcissant, retient la glycérine et empêche le contact de l'air. Le traitement dure de deux à quatre semaines. Le méat perd peu à peu son aspect luisant et perlé, des morceaux de la membrane se séparent et on les détache facilement, soit avec des pinces, soit avec des injections. A la suite de ce traitement, les malades doivent prendre le soin d'humecter au moins une fois la semaine leur conduit auditif avec un pinceau de blaireau humecté de glycérine. La glycérine agit ici mécaniquement en pénétrant la couche épithéliale et la séparant par fragments. Pendant le traitement, M. Wakley surveille la santé générale et emploie avec avantage les préparations de fer et les acides minéraux.

Lorsque les parties présentent un état de simple sécheresse sans épaississement, la glycérine agit simplement en les humectant.

Enfin, elle peut servir à dissoudre le cérumen que l'on rencontre souvent accumulé dans l'oreille des vieillards et à en faciliter l'extraction.

Le *Bulletin de Thérapeutique*, qui rapporte ces faits

d'après le journal anglais *The Lancet*, cite plusieurs observations à l'appui du traitement de la surdité par la glycérine. Nous en extrayons les deux suivantes :

Il s'agit d'un homme de trente-sept ans, ayant perdu l'ouïe droite depuis dix-huit ans, à la suite d'une inflammation avec écoulement de l'oreille externe. Le méat auditif offre un épaississement avec teinte perlée et absence complète de sécrétion. Le malade entend un bruit incessant dans l'oreille affectée. On applique la glycérine au moyen d'un pinceau humecté de ce liquide. La première lotion est suivie d'une amélioration de quatre heures. On répète les lotions deux ou trois fois la semaine, et, au bout de cinq semaines, l'ouïe est redevenue saine.

Une dame de cinquante-cinq ans est sourde depuis trente ans. La peau du méat auditif est très-dure, la membrane du tympan épaissie, d'un blanc perlé, sans trace de sécrétion. On ne peut la toucher sans exciter de vives douleurs. Les parties sont enduites avec de la glycérine, et une amélioration presque immédiate se manifeste ; la malade peut entendre ses fils lui parler. L'audition devient bonne chez cette dame, pourvu qu'elle prenne soin deux fois la semaine d'humecter avec de la glycérine son conduit auditif ; lorsqu'elle néglige cette pratique, l'audition devient ce qu'elle était auparavant.

CHAPITRE V.

DE LA GLYCÉRINE APPLIQUÉE AU TRAITEMENT DES MALADIES DES YEUX.

L'application de la glycérine aux maladies des yeux constitue un progrès réel dans la thérapeutique de ces affections. Elle a été longtemps retardée par l'impureté du produit que livrait le commerce et qu'on hésitait, à cause de ses propriétés irritantes, à porter sur des organes aussi délicats que ceux de la vue.

En effet, dans la première édition de cet ouvrage, nous n'avions à enregistrer que les essais de traitement de la xérophthalmie au moyen de la glycérine entrepris par M. Taylor, et l'emploi que faisait de cette substance M. Bowmann dans la cautérisation de la cornée. Nous signalions aussi, mais d'après un simple énoncé, faute de renseignements positifs, des succès qu'aurait obtenus M. Dallas dans plusieurs cas d'ophthalmie.

Là se bornaient les applications de la glycérine aux maladies des yeux; depuis, les pharmaciens s'approvisionnant d'un produit plus parfait, et le moyen de donner à la glycérine la consistance de pommade ayant été trouvé, le champ de ces applications s'est agrandi considérablement. Cependant, dès le début de nos recherches, nous avions dirigé notre attention de ce côté; mais, dans cette circonstance, nous sommes heureux d'invoquer l'expérience des autres comme plus concluante et plus affirmative que la nôtre.

MM. Foucher et Debout sont les principaux auteurs de ces tentatives nouvelles. M. Foucher a étudié surtout la glycérine en collyres liquides, tandis que M. Debout a substitué l'usage des glycérats à celui des pommades ophthalmiques ordinaires, substitution heureuse si on songe à tous les inconvénients qu'avaient les excipients de ces pommades. On employait, en effet, à cet usage l'axonge et le beurre, qui rancissent si vite et qui, subissant rapidement cette transformation au contact des paupières, irritaient les parties et produisaient souvent un effet opposé à celui que l'on cherchait. Et sous quel état renfermaient-ils la base? Etait-ce sous une forme facilitant son action lorsqu'elle devait agir localement, ou son absorption lorsqu'elle devait être absorbée ?

La glycérine, si je puis ainsi dire, commence au contraire par décaper sa surface d'application, de manière à la présenter nette à l'agent médicamenteux.

Elle s'emploie, ou bien pure, ou bien comme

excipient, soit de collyres, soit de pommades.

Elle est un des meilleurs topiques à mettre en usage dans le traitement de la xérophthalmie. Elle réveille l'action sécrétante des glandes de l'œil affaiblie ou supprimée, et par l'humidité persistante qu'elle entretient au-devant de la cornée, elle empêche le dessèchement de cette membrane et lui rend sa transparence. Son action est donc à la fois curative et palliative, mais, malheureusement, palliative surtout.

Dans les ophthalmies purulentes, nous avions *à priori* proposé les injections de glycérine simple. M. Foucher les a appliquées et dit s'en être très-bien trouvé; elle vient parfaitement en aide aux autres moyens employés, tels que scarifications des paupières, cautérisations au moyen du nitrate d'argent. Il se sert d'une glycérine étendue des deux tiers ou des trois quarts d'eau. Ces injections ont pour effet d'entraîner le pus, et par conséquent d'empêcher son contact prolongé avec les surfaces malades, de faciliter la détension de ces surfaces et d'apaiser l'état inflammatoire.

M. Foucher recommande à titre d'adjuvant très-utile la glycérine pure dans tous les cas d'ophthalmie, surtout d'ophthalmie palpébrale et en particulier de blépharite ciliaire. Il veut qu'on pratique plusieurs fois par jour des frictions légères sur le bord des paupières avec le doigt trempé dans la glycérine, en ayant soin de le faire agir de dedans en dehors, afin de ramener dans leur direction normale les cils, qui, dans cette dernière maladie, ont une grande tendance à se porter en dedans. Ces frictions entretiennent à la surface des paupières une très-grande propreté, elles ramollissent, détachent et entraînent les sécrétions muco-purulentes qui se concrètent à la base des cils, occasionnent souvent leur arrachement, favorisent la formation d'ulcérations et dérobent les parties à l'action des médicaments. En outre, elles conservent aux voiles palpébraux leur souplesse indispensable au libre accomplissement de leurs fonctions.

Nous avons vu Bowmann employer la glycérine à la suite des cautérisations faites sur le globe oculaire ou la surface interne des paupières. Cette pratique est suivie par beaucoup de chirurgiens.

En introduisant un corps doux et onctueux comme la glycérine entre les paupières et le globe de l'œil, on empêche que, dans leur frottement réciproque, les rugosités de l'escarre n'amènent de l'irritation et de la douleur.

Enfin M. Foucher dit avoir guéri rapidement, au moyen de la glycérine pure, des conjonctivites simples muqueuses, mais sans gravité.

Aussitôt que l'ophthalmie se présente avec quelque intensité, il associe à la glycérine une autre agent médicamenteux et s'en sert sous forme de collyre.

Les collyres qu'il recommande sont les suivants :

Glycérine pure.	30 gr.
Borax.	2 à 4 gr.
Glycérine pure.	30 gr.
Sulfate de zinc.	1 à 3 gr.
Glycérine pure.	30 gr.
Sulfate de cuivre. . . .	1 à 4 gr.
Glycérine pure.	30 gr.
Teinture d'iode.	4 à 8 gr.
Glycérine pure.	30 gr.
Perchlorure de fer. . . .	1 à 4 gr.
Glycérine pure.	30 gr,
Tannin.	2 à 4 gr.
Glycérine pure.	30 gr.
Calomel.	2 à 4 gr.
Glycérine pure.	30 gr.
Laudanum de Sydenham	2 à 4 gr.

Ces collyres s'emploient plusieurs fois dans les vingt-quatre heures, comme les collyres ordinaires ; en vertu de leur viscosité, ils s'étalent sur les surfaces malades et restent en contact avec elles plus longtemps que ces derniers.

Pour le collyre au calomel, le sel n'étant pas soluble dans la glycérine, nous pensons qu'il vaut mieux donner à l'association de ces deux substances la forme de glycérat.

Ceci posé, voyons quelles sont les indications particulières de chacun de ces collyres.

12

M. Foucher recommande dans la conjonctivite oculaire ou palpébrale les collyres au sulfate de zinc ou au borate de soude, qui sont moins douloureux que celui au nitrate d'argent.

Dans la blépharite ciliaire récente et de médiocre intensité, il emploie les onctions répétées trois fois le jour avec la glycérine au calomel ou à la teinture d'iode, s'il y a des signes de scrofule. Dans les cas plus graves, avec ulcération des bords des paupières, il cautérise avec le crayon de nitrate d'argent.

Il traite la kératite superficielle diffuse par la glycérine au sulfate de zinc.

Le symptôme photophobie qui accompagne si fréquemment la présence des ulcérations de la cornée et qui existe dans l'ophthalmie vésiculeuse ou scrofuleuse, est avantageusement combattu par le glycérolé de laudanum.

Pour le collyre au sulfate de cuivre, on sait que ce sel a une action relativement tardive à se manifester, mais dont l'effet dure longtemps; c'est pourquoi son emploi est réservé surtout aux affections chroniques. M. Foucher a constaté dans ces affections l'efficacité du glycérolé de cuivre, ainsi que celui du glycérolé de tannin. Le glycérolé de perchlorure lui a paru moins avantageux. Il a opposé ces médicaments aux maladies suivantes: taies de la cornée, kératite vasculaire ou panniforme après l'excision des vaisseaux, granulations palpébrales. Le glycérolé de tannin, étant moins énergique que le glycérolé de sulfate de cuivre, est réservé pour les cas les moins intenses.

On est étonné de ne pas voir figurer le nitrate d'argent dans les formules mentionnées plus haut; c'est que, suivant M. Foucher, ce sel est incompatible avec la glycérine qui le précipite en chlorure. Ce fait se vérifie avec la plupart des glycérines du commerce, mais ne se produit pas avec une glycérine pure, qui donne, au contraire, une solution plus stable que l'eau distillée. On peut donc formuler le collyre au nitrate d'argent à la glycérine :

Glycérine pure.	30 gr.
Nitrate d'argent.	0g,05 à 2 gr.

D'ailleurs, avec la glycérine que nous avons dans les hôpitaux, on peut former un glycérat d'amidon que l'on associe facilement au nitrate d'argent. Je me sers chaque jour de ce glycérat dans une foule de circonstances, et en particulier comme moyen de pansement de certaines plaies spécifiques.

Les préparations que nous venons de passer en revue n'ont rien d'absolu, et le praticien pourra les varier suivant qu'il le jugera convenable. Ainsi, le docteur Dannecy conseille le collyre suivant :

Pr.	Borax.	1 gr.
	Eau de laurier-cerise.	5 gr.
	Glycérine.	10 gr.
	Eau distillée.. . . .	84 gr.

Nous avons dit que les collyres à la glycérine restaient plus longtemps que les collyres aqueux en contact avec les surfaces d'application; mais cela peut ne pas suffire encore, surtout lorsqu'il s'agit de maladies chroniques; alors il faut modifier la consistance des préparations et recourir aux glycérats.

Le glycérat d'amidon est la base des glycérats médicamenteux que l'on applique sur les organes de la vision. Voici quelques formules proposées par M. Debout.

Pr. 1° Glycérat d'amidon... 15 gr.
Sulfate de cuivre... 0g,01 à 25

Contre les affections chroniques.

Pr. 2° Glycérat d'amidon... 15 gr.
Bichlorure de mercure. 0g,01 à 2

L'usage du bichlorure est banal dans les ophthalmies syphilitiques. Il est en outre recommandé dans le traitement des blépharites par M. Sichel; dans celui des kératites ulcéreuses et de l'iritis sénile par M. Nat. Guillot.

Pr. 3° Glycérat d'amidon... 15 gr.
Bioxyde de mercure.. 0g,15 à 50

Ce glycérat est appelé à remplacer les pommades ophthalmiques si nombreuses dans lesquelles entre le précipité rouge, telles que les pommades du Régent, de Desault, de Lyon, etc.

A toutes les autres pommades on substituera

des glycérats correspondants. Nous avons cité quelques exemples avec lesquels il sera très-facile au praticien de formuler des glycérats de précipité blanc, d'acétate de plomb, etc.

Cependant nous signalerons encore le glycérat suivant :

Pr. 4° Glycérat d'amidon.. . 15 gr.
Iodure de potassium. 0g,10 à 1 gr.

M. Gosselin a démontré que l'iodure de potassium pénétrait dans les chambres de l'œil, en passant à travers la cornée, et a expliqué de la sorte comment ce sel pouvait faciliter la résorption de certaines exsudations plastiques intra-oculaires, combattre la formation des cataractes, les taies de la cornée, etc.

D'autre part, pour obtenir plus facilement ces résultats, M. Debout a établi la prééminence du glycérat d'iodure de potassium sur la solution de ce sel.

Nous terminerons ce que nous avions à dire des applications de la glycérine aux maladies des yeux par la recommandation de diminuer d'un tiers à un quart la dose ordinaire du médicament que l'on associera à cette substance dans les préparations ophthalmiques.

CHAPITRE VI.

DE LA GLYCÉRINE APPLIQUÉE AU TRAITEMENT DES MALADIES DES FOSSES NASALES.

Parmi les états morbides dont les fosses nasales sont le point de départ et le siége, il en est quelques-uns que nous devons signaler ici, et qui sont avantageusement combattus par la glycérine, soit simple, soit médicamenteuse.

Le coryza aigu s'accompagne, lorsqu'il est très-intense, d'un écoulement presque continuel de mucus âcre, qui, en même temps que l'extension de l'inflammation de la muqueuse nasale à la peau du voisinage, détermine un érythème souvent pénible et douloureux. On se trouvera bien de prescrire, dans ce cas, des onctions, répétées trois ou quatre fois par jour, avec la glycérine pure ou avec un glycérat que l'on formulera ainsi :

Glycérat d'amidon.. .	80 gr.
Laudanum.	2 à 4 gr.

Chez les enfants à la mamelle, le coryza a une gravité particulière, qui tient au rétrécissement qu'il détermine et à l'obstacle qu'il oppose au passage de l'air. Le rétrécissement ou l'oblitération des cavités nasales est le résultat d'abord du boursouflement inflammatoire de la muqueuse, et ensuite du séjour des mucosités, qui, n'étant pas entraînées par l'action de se moucher, stagnent et se concrètent. Il importe de remédier au plus vite à cet état, qui empêche l'enfant de prendre le sein. Pour cela, nous recommandons des injections de glycérine étendue d'eau, au moyen d'une petite seringue de verre. On s'opposera ainsi à la formation des croûtes, en même temps qu'en vertu de ses propriétés émollientes la glycérine apaisera les symptômes inflammatoires.

Lorsque, chez l'adulte, le coryza tend à passer à l'état chronique et à se perpétuer, j'ordonne, pendant quelques jours, une injection quotidienne avec le liquide suivant :

Eau de rose.	60 gr.
Glycérine.	30 gr.
Tannin.	1 gr.

Mais c'est dans le cas de puanteur des fosses nasales que la glycérine se recommande par ses propriétés antiseptiques et détersives. Son emploi varie suivant la forme de punaisie.

Il arrive que celle-ci est liée à un vice de conformation du nez, comme chez les camards. Les fosses nasales, rétrécies en certain endroit, retiennent le produit de sécrétion de la muqueuse, qui, après un séjour plus ou moins prolongé, exhale une mauvaise odeur. Ici, la glycérine n'a qu'une action palliative. On s'en servira pour pratiquer des injections fréquentes, qui auront pour effet d'entretenir la propreté et la liberté des cavités nasales et de permettre la circulation de l'air dans leurs anfractuosités.

Nous venons de voir la puanteur nasale n'être qu'un effet secondaire; le plus souvent, elle est primitive et se produit en même temps que la sécrétion morbide.

Alors il peut arriver, ou bien que la membrane pituitaire n'offre pas de lésions apparentes, ou bien qu'elle présente des ulcérations plus ou moins profondes.

Dans le premier cas, existe une perversion de sécrétion. Celle-ci est sujette à de grandes variations dans sa quantité, dans sa consistance. Elle prend quelquefois un caractère soit rémittent, soit intermittent, ou bien se produit à la répétition de certains actes. J'ai vu un malade chez qui survenait cet écoulement fétide toutes les fois qu'il se mettait à table; chez un autre, il se produisait au moment du coucher, et encore pendant l'acte du coït.

Il nous a toujours été possible de rattacher les cas de ce genre à un vice syphilitique. Le véritable traitement est évidemment celui de l'affection diathésique. Mais en attendant son action curative, on modifiera cette sécrétion vicieuse en faisant quelques injections avec un glycérolé de bichlorure de mercure, étendu d'une certaine quantité d'eau aromatisée, suivant la sensibilité du sujet et celle des parties.

Enfin, lorsque la fétidité nasale est liée à une ulcération de la pituitaire, la première chose à faire, après avoir constaté la lésion, est de rechercher sa nature et de prescrire un traitement général s'adressant à la cause. Mais, en même temps qu'on agit sur la constitution, on agit aussi localement, et c'est là que la glycérine, soit simple, soit médicamenteuse, rend de grands services.

On commence par pratiquer de nombreuses injections de glycérine pure. Ainsi les croûtes sont entraînées, les surfaces nettoyées et le pus s'écoule à mesure qu'il se forme. Il en résulte déjà une grande diminution de la mauvaise odeur de la sécrétion, que l'on modifie plus profondément en portant sur l'ulcère lui-même des médicaments appropriés.

Si l'ulcération est de nature syphilitique, ce qui arrive le plus souvent, on associe à la glycérine soit du calomel, soit du bioxyde de mercure.

Si l'ulcération est scrofuleuse, ou bien s'il existe une altération osseuse, on a recours à un glycérolé d'iode. Lorsque le siége du mal est accessible, on donne au médicament une forme solide et on le porte directement sur la solution de continuité ; malheureusement, presque toujours il est hors d'atteinte, et il faut alors s'en tenir aux injections.

En agissant de la sorte, non-seulement on arrive à enlever la puanteur qui accompagne le plus souvent les ulcérations des fosses nasales, mais encore on déterge leur surface, on modifie la suppuration dans sa nature et sa quantité, on hâte l'élimination des parties osseuses nécrosées, et finalement on procure une guérison plus prompte. Si ces moyens topiques sont insuffisants, il faut recourir aux cautérisations faites profondément, ainsi que le recommande M. Cazenave, de Bordeaux.

Le docteur Galligo emploie contre l'ozène un glycérolé de chlorate de potasse ainsi composé :

Glycérine pure. . .	100 gr.
Chlorate de potasse .	8 gr.

Il donne ce médicament à l'intérieur à la dose de deux cuillerées matin et soir et simultanément, lorsqu'il existe des ulcérations graves, il l'applique topiquement deux fois le jour au moyen d'un peu de coton.

Ce sont les bons effets du chlorate de potasse dans la fétidité de l'haleine qni ont engagé le docteur Galligo à essayer dans la punaisie ce sel associé à la glycérine. Il réussirait aussi bien dans l'un que dans l'autre cas.

M. Galligo, en même temps que le glycérolé de chlorate de potasse, emploie, comme médicament topique le glycérat d'amidon, soit simple, soit associé, suivant les cas, à des préparations mercurielles, ou bien de plomb, ou bien de fer.

La membrane pituitaire peut être le siége d'ulcérations n'exhalant aucune mauvaise odeur. La glycérine sera encore dans ce cas le meilleur topique à mettre en usage.

Enfin, mieux que toute autre substance, elle est capable de remplir les indications à suivre dans l'impétigo des narines. On fera donc bien de recourir à elle dans cette dernière affection.

CHAPITRE VII.

DE LA GLYCÉRINE APPLIQUÉE AU TRAITEMENT DES MALADIES DE LA BOUCHE, DU PHARYNX, DU LARYNX ET DE LA TRACHÉE.

C'est contre l'inflammation de ces organes que la glycérine est surtout employée.

Depuis le degré d'inflammation le plus léger, caractérisé par l'irritation des gencives chez les enfants, jusqu'à la forme pultacée et gangréneuse, elle est susceptible des plus heureuses applications.

Elle est employée pure, et alors on la porte directement, au moyen d'un pinceau ou d'une éponge, sur les parties malades, ou bien mélangée à d'autres substances dans des gargarismes et collutoires, ou bien enfin elle est donnée en douches, après avoir été pulvérisée.

Trente grammes de glycérine remplacent avantageusement la même dose de miel rosat, dont on additionne ordinairement les gargarismes. On prépare, du reste, un glycérolé rosat avec la même quantité de roses de Provins que pour le mellite de roses. Le glycérolé rosat a sur le mellite de roses, outre les propriétés thérapeutiques inhérentes à la glycérine, l'avantage de ne pas fermenter et de se conserver sans s'altérer.

Les autres substances auxquelles on associe le plus volontiers la glycérine dans le traitement des maladies de la bouche et du pharynx, sont : l'alun, le borax, le chlorate de potasse, le tannin, l'acide chlorhydrique, le nitrate acide de mercure, le bichlorure de mercure, l'iode, etc.

De cette association résultent des médicaments très-actifs, dont nous allons spécifier rapidement l'emploi dans les divers états morbides énoncés plus haut.

Nous commencerons par le *prurit de la dentition*. Ce n'est pas encore de l'inflammation, mais une irritation douloureuse des gencives qui provoque, chez les enfants, des cris, de l'insomnie, et quelquefois altère leur santé.

Ce mal, jusque-là jugé indigne du thérapeutiste, a fixé l'attention de M. Debout, qui recommande, pour le calmer, des frictions sur les gencives douloureuses, faites avec la pulpe du doigt, chargé de quelques gouttes du mélange suivant :

Glycérine anglaise.	30 gr.
Chloroforme. . . 0g,50 à	1 gr.
Teinture de safran. 0g,50 à	1 gr.

Ce médicament est composé d'une façon très-rationnelle, si l'on se rappelle, ainsi que le fait remarquer M. Debout, l'efficacité de la glycérine et celle du chloroforme pour combattre les diverses hypéresthésies. Quant à la vertu résolutive du safran, reconnue par Hippocrate, elle est depuis longtemps utilisée par les médecins américains dans le cas particulier qui nous occupe.

Dans les stomatites, les pharyngites et les laryngites, la glycérine se recommande par ses propriétés émollientes, antiseptiques et détersives.

Ses propriétés émollientes seront surtout utilisées dans la forme simple de ces inflammations et à leur première période. La glycérine, portée alors fréquemment, à l'aide d'un pinceau, sur les surfaces enflammées, ou bien prise en gargarisme mélangée à de l'eau d'orge, calme la douleur d'abord, et consécutivement les autres symptômes inflammatoires. Il en est un qu'elle apaise admirablement, c'est la sensation, quelquefois si pénible, de sécheresse et de picotement que les malades éprouvent à la gorge, surtout dans les premiers jours de la pharyngite. La glycérine appliquée sur les parties toutes les heures ou toutes les deux heures substitue à cette sensation de sécheresse une sensation de fraîcheur et de détension, et rend la déglutition de la salive et des autres liquides beaucoup moins douloureuse.

Ce sont ces propriétés émollientes de la glycérine qui sont en jeu dans l'application que M. Scott Alison fait de cette substance dans certaines formes de maladies du larynx et de la trachée. Après avoir abaissé la langue et l'épiglotte, il porte sur l'ouverture de la glotte une éponge imbibée de glycérine, préalablement ramollie dans l'eau tiède et épurée.

Il a recours à ce moyen dans les cas de laryngite légère consécutive à un refroidissement, s'accompagnant de raucité, de perte partielle de la voix, de gêne au-devant du cou et de la poitrine, de toux plus ou moins fréquente ; dans les maladies aiguës ou chroniques du larynx locales ou associées à des maladies plus importantes des bronches, des poumons ou du cœur.

Les résultats de la médication sont la disparition du sentiment de gêne et de picotement au-devant du larynx et le long de la trachée, la diminution de la toux, le retour plus ou moins complet de la voix. Quelquefois, lorsque l'altération de la voix provient d'une simple sécheresse du larynx, l'application de la glycérine lui rend immédiatement son timbre ordinaire.

Un phénomène commun à toutes les inflammations de la bouche et du pharynx est la fétidité de l'haleine, qui, chez quelques malades, est poussée si loin, qu'on peut à peine s'approcher d'eux. S'ils n'en ont pas toujours conscience, il sont néanmoins poursuivis par un goût désagréable qui fait qu'ils se livrent à une expuition continuelle de crachats épais et filants. La glycérine, dont les propriétés antiseptiques nous conseillaient l'emploi dans ce cas, nous a paru, en effet, lutter contre cet état avec beaucoup plus de succès que tous les autres médicaments mis en usage.

Enfin, c'est surtout à sa vertu détersive que nous nous adressons toutes les fois que l'inflammation revêt une forme ulcéreuse, ou pultacée, ou couenneuse, ou gangréneuse; seulement, comme dans ces formes la maladie a souvent une gravité telle, qu'elle nécessite une intervention rapide, on fera bien d'associer à la glycérine ou d'administrer simultanément un médicament plus actif.

Dans la stomatite ulcéreuse simple ou mercurielle, on voit des malades se présenter avec des ulcérations à fond grisâtre, à bords boursouflés, communiquant à l'haleine une odeur infecte, déterminant une douleur intense qui les empêche de prendre des aliments et du sommeil. La glycérine appliquée topiquement fait cesser ces accidents. Son premier effet est de dissiper la douleur, puis les ulcérations revêtent un aspect favorable, l'haleine perd sa fétidité, et une tendance à la guérison ne tarde pas à se manifester par une diminution de gravité des symptômes. Bien que je me sois plusieurs fois assuré que la glycérine à elle seule produisait ces résultats, cependant, pour hâter la guérison, j'administre simultanément le chlorate de potasse à l'intérieur.

Si les désordres étaient trop profonds, on ferait usage du collutoire suivant :

Glycérine pure.	30 gr.
Acide chlorhydrique. . . .	1 ou 2 gr.

Dans le muguet, la stomatite et l'angine pultacée, M. Blache ordonne des applications sur les parties affectées, répétées plusieurs fois par jour avec :

Glycérine pure.	30 gr.
Sous-borate de soude.	10 gr.

Concurremment il prescrit, soit en irrigation, soit en gargarisme, l'eau de Vichy coupée de lait.

M. Sée, dans le muguet, après avoir pratiqué, d'après le procédé de M. Nat. Guillot, une friction avec un linge rude sur tous les points malades, fait badigeonner la partie de la muqueuse qui était le siége du cryptogame à l'aide du glycérolé suivant :

Glycérine.	40 gr.
Amidon.. . . . . }	ãã 0g,50
Borax. . . . . . }	

Les frictions avec le linge sec, suivies d'onctions avec le pinceau imprégné de glycérolé, doivent être répétées trois ou quatre fois par jour.

Dans l'angine pultacée, avec produits caséiformes, qu'on prend si souvent pour des exsudations diphthéritiques, M. Sée recommande, toutes les trois ou quatre heures, une application du glycérolé suivant :

Glycérine.	50 gr.
Amidon.	0g,50.
Carbonate de soude..	1 gr.

Dans les inflammations spécifiques de la bouche et du pharynx, on se servira de l'un ou de l'autre des collutoires suivants :

1° Nitrate acide de mercure. . 1 gr.
Glycérine. . . . . 30 gr.

2° Bichlorure de mercure. . . 1 gr.
Glycérine. . . . . 30 gr.

Nous avons précédemment signalé l'action favorable de la glycérine sur les plaies envahies par la diphthérite ; cette action s'exerce aussi sur les fausses membranes qui se développent à la partie supérieure du tube digestif. La glycérine les ramollit, en diminue l'adhérence, en facilite l'expulsion tout en calmant l'inflammation de la muqueuse.

M. le docteur Bouillon-Lagrange, pendant une épidémie d'angines couenneuses qui dura deux ans, dans le département de Seine-et-Oise, après s'être servi d'acide chlorhydrique, de nitrate d'argent solide avec persévérance et vigueur, sans en retirer aucun effet avantageux, y renonça entièrement pour s'attacher à l'emploi de la glycérine.

« Ces applications douces, seules, dit-il, des topiques employés jusqu'ici , exercent une action dissolvante sur les fausses membranes, les détachent plus rapidement que tous les autres, et cicatrisent promptement la muqueuse mise à nu et quelquefois érodée ou altérée. »

M. Sée, contre les exsudations couenneuses du

pharynx et de la bouche, tout en faisant pratiquer des injections avec une forte infusion de thé vert, conseille des attouchements répétés avec ce collutoire :

Glycérine. . .	40 gr.
Tannin. . . .	2 gr.

Si les exsudations sont adhérentes et consistantes, il remplace le tannin par le calomel :

Glycérine. . .	40 gr.
Calomel. . . .	0g,50.

Le traitement local de la diphthérite pharyngienne au moyen de la glycérine simple ou médicamenteuse ne peut pas suffire à lui seul. L'angine couenneuse épidémique n'est qu'une manifestation d'une disposition particulière de tout l'organisme, contre laquelle il faut un modificateur général. Calomel, tartre stibié, sulfate de cuivre, bicarbonate de soude, chlorate de potasse, sont journellement conseillés dans ce but. La multiplicité de ces agents prouve leur impuissance. M. Bouillon-Lagrange ayant constaté tour à tour leur peu d'efficacité curative, eut l'idée de donner à l'intérieur, vers la fin de l'épidémie qu'il eut à conjurer, la glycérine, dont l'effet topique lui avait paru excellent. Il l'administra à plusieurs malades, dont l'affection était d'une gravité moyenne, mais parmi lesquels il y avait plusieurs enfants. Un seul de ces derniers succomba. (*Union médicale.* — Juillet 1859.)

Nous signalons simplement ces faits qui pourraient prêter beaucoup à la discussion. Notre expérience personnelle sur l'emploi de la glycérine dans l'angine couenneuse ne va pas au delà de son action topique, et nous répétons que cette action est favorable et mérite d'être utilisée dans le traitement de cette redoutable maladie.

Avant de terminer notre article, nous avons encore quelques remarques à présenter au sujet de l'angine granuleuse. Cette affection demande à être prise en sérieuse considération, moins à cause de sa gravité particulière que par l'influence qu'elle exerce sur le caractère de la plupart de ceux qui en sont atteints, et dont, pour se servir de leur expression habituelle, elle empoisonne l'existence. Caractérisée par le développement des cryptes muqueux de l'isthme du gosier et du pharynx, l'injection violacée et le relâchement des tissus, la procidence de la luette, elle s'accompagne d'une gêne continuelle dans le fond de la gorge, et donne lieu à une expuition fatigante par sa fréquence et par les efforts qu'elle occasionne, de petits crachats difficiles à détacher des parois qui les sécrètent. En même temps, la voix est souvent modifiée et perd son timbre sonore.

D'après M. Debout, lorsque la maladie est légère et n'est pas très-ancienne, de simples applications de glycérine répétées fréquemment et pendant longtemps, peuvent la guérir. Mais, lorsque les granulations sont très-développées, il conseille de recourir à un glycérolé d'iode, dont on badigeonne les parties malades tous les deux ou trois jours. A l'appui de ce mode de traitement, il rapporte dans son *Bulletin de Thérapeutique* (année 1857) une observation remarquable de cette maladie ayant déterminé des symptômes assez inquiétants pour menacer la vie, et dont il vint à bout par des applications locales et réitérées d'un glycérolé d'iode.

Au commencement du traitement, on pourra employer le glycérolé suivant :

Glycérine pure. . . .	15 gr.
Teinture d'iode.. . .	1 gr.

dans lequel on augmentera la dose de l'iode à mesure que les parties s'habitueront à son action.

Pour moi, je me sers, dans l'angine granuleuse, du tannin associé à la glycérine, et dont je varie la dose suivant le mode d'emploi.

Le plus souvent je l'administre sous forme de douches, au moyen d'un pulvérisateur.

Pr.	Tannin	1 gr.
	Glycérine pure. . . .	50 gr.
	Eau..	100 gr.

pour une douche, que l'on répète chaque jour. La glycérine, à cause de sa viscosité, se pulvérise difficilement. L'adjonction de l'eau a pour but de diminuer sa cohésion. J'ai déjà fait connaître par différentes publications l'efficacité de ce traitement, dont la durée varie de quinze à vingt jours. (Voir mon mémoire sur la pulvérisation. *Gazette médicale*, 1862.)

Quelquefois aussi je porte le glycérolé de tannin sur les parties, au moyen d'un pinceau de charpie. Je me sers alors de la solution suivante :

Glycérine pure.	30 gr.
Tannin.	4 gr.

Le badigeonnage est répété matin et soir. Après chaque attouchement, le malade se gargarise avec une décoction de feuilles de ronces. Dans un grand nombre de cas, j'ai remplacé le gargarisme par des injections faites avec une seringue à hydrocèle et poussées sur la paroi postérieure du pharynx.

Comme on n'a pas toujours à sa disposition un pulvérisateur, je ne saurais trop recommander cette médication, qui, après la pulvérisation médicamenteuse, me paraît la plus avantageuse.

Lorsque la modification des parties est obtenue par l'un ou par l'autre de ces moyens, pour lutter contre la tendance de la maladie à récidiver et prévenir son retour, je prescris encore pendant un certain temps l'usage d'un gargarisme astringent.

CHAPITRE VIII.

DE LA GLYCÉRINE APPLIQUÉE AU TRAITEMENT DES MALADIES DES ORGANES GÉNITO-URINAIRES.

Nous arrivons aux maladies des organes génito-urinaires, que nous diviserons en deux classes, à savoir :

Maladies propres à l'homme ;

Maladies propres à la femme.

§ 1.

Maladies propres à l'homme.

1° Parmi elles, nous signalerons surtout la balano-posthite, comme étant très-avantageusement modifiée par la glycérine, que nous employons, dans cette affection, de deux manières différentes, suivant que le prépuce participe plus ou moins à l'inflammation.

Lorsque le gland peut être découvert, nous faisons appliquer à sa surface un linge fin largement imbibé de glycérine, par-dessus lequel le prépuce est ramené. Au premier contact, le malade éprouve une légère ardeur qui passe rapidement et qui n'a rien de désagréable.

Le pansement est renouvelé deux à quatre fois le jour, suivant l'abondance de la suppuration. Celle-ci, du reste, diminue promptement, et un nouvel épithélium est ordinairement reformé, sur les surfaces ulcérées, au bout de quarante-huit à soixante-douze heures. Alors nous prescrivons un simple lavage à l'eau blanche, répété matin et soir pendant quelques jours.

Ce traitement, très-simple, ne nous a jamais fait défaut, et nous permet de prédire, toujours d'une manière absolue, la fin prochaine de symptômes, dont les apparences alarmantes effrayent si fort les malades dont la conscience n'est pas très-pure.

Lorsque la balano-posthite est compliquée de phimosis inflammatoire, nous faisons faire des injections avec la glycérine entre le gland et le prépuce, jusqu'à ce que celui-ci puisse être ramené en arrière ; alors, s'il existe encore des ulcérations, le pansement est pratiqué comme il a été dit plus haut.

M. Soupart, de Gand, qui a expérimenté beaucoup le glycérolé de tannin que nous employons dans le traitement de la vaginite, l'a donné en injections entre le gland et le prépuce, chez un enfant de quinze ans, atteint d'une balano-posthite intense. La guérison a été obtenue après trois injections. (*Bulletin de la Société de médecine de Gand,*

1860. — Observations recueillies par M. le docteur Victor Deneffe, sur l'emploi du glycérolé de tannin.)

2° La glycérine, à l'égard des érosions, des écorchures, des ulcérations simples du gland et du prépuce, a une action cicatrisante très-remarquable.

Jusqu'à un certain point, elle peut servir de critérium pour juger de la nature de certaines solutions de continuité suspectes, qui, par leur date récente et des caractères peu tranchés, laissent quelquefois dans le doute l'esprit du praticien le mieux exercé. Ainsi, à défaut d'autres signes, il y a de grandes présomptions en faveur de la spécificité pour une solution de continuité de petite étendue qui ne s'est pas cicatrisée après trois ou quatre jours de pansement à la glycérine.

3° Nous avons déjà parlé, à l'article des maladies de la peau, du traitement de l'herpès *præputialis* par un glycérolé de tannin à faible dose; nous n'y reviendrons pas ici.

4° Nous ne ferons que signaler également quelques applications encore peu concluantes de la glycérine en injections dans la blennorrhagie et dans le catarrhe de vessie.

Il est à notre connaissance un cas dans lequel une injection de glycérine dans la vessie détermina une douleur épouvantable. L'examen d'une partie de la substance restée au fond de la bouteille qui la contenait fit reconnaître un produit impur. Si donc on se décidait à renouveler ces tentatives, que nous croyons, *à priori*, capables de donner de bons résultats, il faudrait, au préalable, s'assurer de la qualité du médicament.

Dans la blennorrhagie aiguë, les injections de glycérine ne nous ont pas paru modifier beaucoup la maladie; cependant, MM. Dallas et Foucher disent avoir guéri, par ce moyen, des urétrites anciennes et compliquées d'hématurie.

M. Soupart a cherché à étendre à la blennorrhagie l'emploi de notre glycérolé de tannin. Il l'a expérimenté sur trois sujets atteints :

«Le premier, d'une urétrite aiguë. Soumise d'abord à l'injection du chlorure de zinc, l'inflammation augmenta d'intensité. Le malade ne put supporter le poivre de cubèbe. Pendant trente-neuf jours, on l'a vainement soumis aux injections du glycérolé de tannin. Je dis vainement, car, dans l'amélioration obtenue, il faut faire la part du temps et du régime.

« Le second sujet est atteint d'une urétrite chronique, durant depuis quinze jours; elle fut guérie en six jours, par l'application du glycérolé de tannin.

« Le troisième sujet était atteint d'une urétrite subaiguë, durant depuis cinq semaines; elle fut guérie en sept jours, par l'application du glycérolé de tannin. Ces deux malades n'avaient été préalablement soumis à aucun traitement. » (*Loc. cit.*)

Ces expériences sont trop peu nombreuses pour

permettre d'en tirer une conclusion rigoureuse; elles autorisent seulement à penser que le glycérolé de tannin est capable de rendre quelques services dans certains cas de blennorrhagie.

§ 2.

Maladies propres à la femme.

Les maladies de cette classe sur lesquelles nous voulons appeler l'attention sont, après l'hypéresthésie de la vulve, dont nous avons déjà parlé, celles qui sont caractérisées par un écoulement de muco-pus.

Les pertes blanches sont extrêmement fréquentes, comme chacun sait, et surtout chez les femmes qui habitent de grands centres de population. Autrefois, rassemblées, presque toutes, sous la dénomination de *leucorrhée*, on en faisait une entité morbide, que l'invention du spéculum a renversée. Aujourd'hui, l'effet de cette réaction se continuant, on est de plus en plus porté à ne voir dans les écoulements vaginaux que des symptômes de lésions matérielles des organes génitaux internes, et à rejeter la leucorrhée du cadre nosologique.

Cependant, il existe des écoulements dans lesquels on ne peut découvrir aucune lésion apparente; ces cas tendent à devenir de plus en plus rares. Après eux, reste le plus grand nombre, qui sont sous la dépendance d'affections :

Des parois vaginales,

Du col de l'utérus,

De l'utérus et de sa cavité.

Il y a donc trois sources d'écoulements, qui, du reste, se compliquent fréquemment les uns les autres.

1° *Vaginites.*—Les écoulements qui proviennent du vagin sont un symptôme constant de l'inflammation de sa membrane muqueuse. Cette inflammation varie du plus au moins, depuis un état aigu très-intense jusqu'à un état subinflammatoire tel, qu'il n'est plus caractérisé que par l'écoulement. Quelle qu'en soit la cause, que la vaginite soit vénérienne, ou bien simple et alors spontanée, ou par irritation locale, ou sympathique, l'écoulement, une fois établi, a une grande tendance à se perpétuer. Les moyens ordinaires de traitement font, il est vrai, disparaître promptement l'état aigu ; mais, après avoir procuré cette amélioration, leur action s'arrête. Cependant, quelquefois les symptômes semblent dissipés, l'écoulement est sensiblement tari, on cesse les soins, et voilà que la maladie reparaît.

Observant à la Maison municipale de santé, où le nombre de femmes atteintes de vaginite est très-nombreux, nous ne tardâmes pas à reconnaître l'incertitude, ou l'insuffisance, ou le danger des méthodes ordinaires de traitement.

En effet, on comprendra l'inefficacité des injections astringentes en songeant combien, en général, les injections sont mal faites par les malades, et combien aussi, même étant convenablement pratiquées, elles ont une action passagère; elles améliorent, mais ne guérissent que rarement, et alors après un temps fort long.

Les caustiques agissent d'une façon à la fois plus énergique et plus certaine; mais s'ils guérissent, c'est au prix de grandes souffrances. Ils ramènent de vives exacerbations; les applications doivent en être réitérées, en laissant entre elles un certain intervalle.

Parmi eux, le nitrate d'argent solide est encore celui auquel il faudrait donner la préférence, si nous n'avions pas aujourd'hui un autre moyen; sa solution concentrée est d'un emploi difficile, coule et cautérise au hasard.

La teinture d'iode, dont on a beaucoup vanté l'efficacité, agit encore moins sûrement que le nitrate d'argent; elle conviendrait seulement dans les cas d'écoulements avec atonie des parois vaginales.

Le tamponnement simple, fait, soit avec de la charpie, soit avec de la ouate, soit avec de l'amidon, les parties ayant été préalablement lavées et essuyées avec soin, amène, au bout de quelques jours, une amélioration marquée et diminue l'écoulement; mais son action s'épuise vite, et il peut même devenir nuisible si on en continue l'emploi.

Réfléchissant alors aux causes qui rendaient la maladie rebelle à nos moyens d'action, nous les trouvâmes :

Dans le changement de vitalité des parties, amené par l'inflammation ;

Dans le contact permanent des surfaces malades.

Nous conclûmes de là à la nécessité de produire, d'une façon simultanée et constante :

La modification de ces surfaces ;

Leur isolement ;

Et nous atteignîmes ce but au moyen d'un tamponnement médicamenteux que nous ferons bientôt connaître.

Avant nous, on avait signalé, il est vrai, les mêmes indications, mais on n'appréciait pas le besoin de les remplir simultanément; ou bien, si quelque praticien avait tenté de le faire, l'imperfection du moyen avait forcé d'y renoncer à peu près. Faut-il voir, en effet, une tentative de ce genre dans la méthode qui consistait à placer dans le vagin un sachet de ouate ou de charpie, renfermant à son centre soit de l'alun, soit du sulfate de zinc, que les liquides fournis par les parois vaginales étaient chargés de dissoudre? Mais, outre que le sachet n'avait pas un volume assez considérable pour tenir les surfaces écartées dans toute l'étendue du vagin, le sel dissous, entraîné vers les parties déclives par l'influence de la pesanteur, agissait nécessairement d'une façon très-inégale, baignant la paroi postérieure, et n'atteignant pas les parois antérieure et supérieure.

En ce temps-là (1855), Becquerel, médecin à Lourcine, expérimentait l'acide tannique dans la vaginite. Avant lui, ce médicament était bien employé, mais à une dose tellement insignifiante, que ses effets étaient de peu de portée et ne dépassaient pas ceux des autres astringents. Ce médecin eut de suite recours à une solution renfermant 100 grammes de tannin pour 100 grammes d'eau distillée, dont il badigeonna les surfaces enflammées. Chose remarquable, cette solution concentrée ne causa aucune douleur, n'amena aucune exacerbation ; mais, au contraire, procura de très-heureux résultats. Sur vingt-huit malades, Becquerel obtint vingt-huit guérisons, après sept ou huit applications et une durée moyenne de vingt-six à vingt-sept jours de traitement.

Après avoir constaté, comme Becquerel, la grande supériorité du tannin à haute dose, nous l'associâmes à la glycérine, et, l'appliquant à l'aide de tampons de ouate, nous réalisâmes ainsi la méthode rationnelle que nous allons maintenant faire connaître.

Notre glycérolé de tannin renferme :

Tannin.	25 gr.
Glycérine.	100 gr.

La réunion de ces deux substances donne lieu à

une solution d'un brun jaunâtre, épaisse et onctueuse. La consistance demi-liquide du médicament n'est pas un point indifférent; grâce à elle, il ne s'écoule pas au dehors, après son application, que nous faisons de la manière suivante :

La femme étant placée dans la position qu'exige l'application du spéculum, une alèze est glissée sous le bassin, pour ne pas tacher le lit. Alors j'introduis l'instrument : je me sers de préférence du spéculum bivalve. Je commence par laver les parties à grande eau, au moyen d'un irrigateur; puis, après les avoir convenablement essuyées, un premier tampon de ouate, soigneusement imbibé de glycérolé de tannin, est poussé avec précaution, au moyen d'une pince, jusqu'au fond du vagin, et ses bords sont légèrement enfoncés dans le cul-de-sac utéro-vaginal. Un second tampon, également imbibé de glycérolé de tannin, est porté par-dessus le premier, et tous deux sont retenus en place par un troisième tampon de ouate sèche, auquel je donne un volume un peu plus considérable, et qui est chargé encore d'absorber les gouttelettes qui tendent à s'écouler. Ceci fait, je retire doucement le spéculum de la main gauche, ne le tenant plus que par une seule de ses branches, tandis que j'appuie avec l'extrémité de la pince fermée et tenue de la main droite sur le tampon de ouate sèche, pour empêcher qu'il ne soit entraîné au dehors.

Avec ce pansement, la malade n'est pas tenue de

garder le lit. Lorsqu'elle doit se lever, il faut légèrement épurer les tampons avant de les introduire, et lui recommander de se garnir. Une bonne précaution à prendre est de relier entre eux les tampons en forme de queue de cerf-volant, au moyen d'un fil assez fort dont on laisse pendre l'extrémité, sur laquelle on n'a qu'à tirer lorsqu'on veut enlever le pansement.

Les choses restent ainsi en place jusqu'au lendemain matin. La malade prend un bain, dans lequel elle peut elle-même retirer les tampons. L'eau du bain a pour effet de diminuer la striction des parois vaginales. Le pansement est ensuite renouvelé exactement comme il a été dit plus haut.

Voyons maintenant quels sont ses effets immédiats et consécutifs.

Les effets immédiats sont nuls. Malgré la dose assez élevée de tannin, les malades n'accusent jamais de douleur, soit pendant le pansement, soit dans le courant de la journée. Nous avons dit qu'elles pouvaient se lever : elles le font sans éprouver de gêne. Il peut arriver, cependant, qu'elles se plaignent de maux de reins et de pesanteur au périnée; mais c'est qu'alors le pansement a été mal fait, et qu'on a donné aux tampons un volume trop considérable.

Si les effets immédiats sont négatifs, il n'en est pas de même des effets consécutifs. Lorsqu'on retire les tampons, il faut que l'écoulement soit extrêmement abondant, ou qu'il existe du catarrhe utérin, pour que l'on trouve encore du muco-pus liquide. La surface de la ouate est recouverte, par points, d'une substance blanche, fragmentée et caséeuse; cette substance se retrouve sur les parois vaginales auxquelles elle n'adhère pas, car une simple injection à l'eau froide suffit pour l'enlever. J'ai toujours considéré cette substance comme formée par la matière de l'écoulement coagulée; elle va, en effet, en diminuant d'abondance à mesure que la maladie tire à sa fin, et sa disparition est un signe de guérison.

La muqueuse vaginale n'est le siége d'aucune exacerbation; elle offre, au contraire, les signes d'une sédation marquée, tels que décoloration, siccité, resserrement et abaissement de température.

Quatre ou cinq pansements suffisent, en moyenne, pour guérir une vaginite d'une manière définitive.

Ce traitement a donc, sur tous ceux qui ont été opposés jusqu'ici à cette maladie, d'immenses avantages, qui peuvent être résumés en trois points capitaux : il n'est pas douloureux, il est expéditif, il est certain dans son action curative.

Lorsque nous le cessons, nous recommandons à nos malades de faire usage d'injections astringentes pendant quelques jours, et d'observer le repos des organes.

Quelquefois, des femmes arrivent avec une vaginite au début, présentant des symptômes d'acuïté, tels, que l'introduction du spéculum est impossible. Alors, je commence par calmer la violence de ces symptômes, au moyen des émollients et des bains, après quoi je pratique le pansement au glycérolé tannique.

Depuis six ans que je l'ai mis en usage pour la première fois, je n'ai pas encore rencontré un cas d'insuccès. Je ne saurais donc trop le recommander à l'attention des praticiens.

Dans ce pansement, chaque partie a son utilité et son importance, et concourt en cette raison au but recherché.

La ouate joue un rôle tout mécanique ; elle isole les surfaces enflammées, et maintient appliqué sur elles l'agent modificateur.

Cet agent, composé de deux matières, emprunte à la glycérine sa forme demi-liquide, indispensable au mode d'application. Cette substance, en outre, par ses propriétés adoucissantes, empêche la ouate d'irriter les parties, et peut-être aussi est-elle un correctif de cette action si intense du tannin sur les surfaces avec lesquelles il est mis en contact, action signalée par Becquerel dans une communication à l'Académie (année 1860), et que, pour notre part, nous n'avons pas constatée.

Le principe actif du glycérolé tannique est évidemment le tannin. Comment donc agit-il ?

Il ne nous a jamais paru agir autrement qu'un astringent très-puissant. Il détruit la fluxion sanguine en resserrant les capillaires, et coagule le muco-pus à mesure qu'il se forme; en outre, se combinant avec l'albumine, il tarit les sécrétions et dessèche les membranes. La continuité de son application en fait un antiphlogistique énergique, et permet aux vaisseaux de recouvrer assez d'élasticité pour ne pas se laisser distendre plus tard par l'afflux sanguin.

Nous le répétons, nous n'avons jamais vu le tannin, dans l'emploi que nous en avons fait, développer une inflammation spéciale avec production de fausses membranes, fait indiqué par Becquerel. Il est vrai de dire que ce médecin employait l'acide tannique en crayon ou en solution concentrée ; mais il aurait vu aussi cette inflammation se produire, quoique avec des caractères moins tranchés, avec une solution aqueuse au quart, et c'est là précisément le titre de notre glycérolé.

2° *Affection du col de l'utérus.* — Nous arrivons aux cas dans lesquels l'écoulement dépend d'une affection du col : ulcération, érosion, granulations, rougeurs.

Aran pratiqua des injections de glycérine chez des femmes atteintes d'ulcération du col, sans modifier sensiblement le mal. De notre côté, nous avons essayé d'abord, dans ces affections, l'application de tampons enduits de glycérine simple : les résultats nous ont aussi paru si peu tranchés, que nous n'avons pas continué ce mode de traitement.

Nous avons eu recours alors aux tampons de glycérolé tannique, et voici ce que nous avons observé.

Les maladies du col, dont nous nous occupons en ce moment, se développent et persistent sous l'influence d'une congestion ou d'une inflammation, dont nous n'avons pas ici à rechercher la cause. Dans cette circonstance, le glycérolé de tannin commence par faire disparaître l'élément congestif et l'élément inflammatoire, et consécutivement les résultats de ces états fluxionnaires. La tuméfaction et la rougeur du col sont dissipées; s'il y a ulcération, ses bords s'affaissent et se resserrent, son fond pâlit, et, après quelque temps, tout est rentré dans l'ordre.

En mettant en œuvre ce traitement local, nous soumettons nos malades à un traitement général, s'adressant à cet état de langueur qu'on remarque dans ces circonstances, et qui, bien que n'étant très-souvent que consécutif à la lésion du col, devient un obstacle à sa guérison.

Lorsque la maladie est limitée au col utérin, il suffit d'un seul tampon, imbibé de glycérolé tannique, que l'on recouvre toujours d'un tampon sec.

3° *Maladies de la cavité de l'utérus.* — Aran a encore essayé les injections de glycérine dans la cavité de l'utérus, contre le catarrhe de cet organe; mais, à chaque injection, il déterminait de vives douleurs, qui l'obligèrent de renoncer à ce moyen. Ces essais ayant été faits à une époque où il n'y avait pas en France de bonne glycérine, il est probable que la douleur éprouvée par les malades d'Aran tenait à l'impureté du produit. Ce serait donc un point à vérifier de nouveau.

Nous ne citerons pas nos faits personnels à l'appui de notre pansement au glycérolé de tannin, nous préférons céder la parole à ceux de nos confrères qui, après l'avoir expérimenté, ont publié leurs résultats.

Nous empruntons à notre confrère et ami M. Lecointe les quatre observations suivantes, rapportées dans le *Bulletin de Thérapeutique* (année 1858).

Obs. I. —Vaginite chronique compliquée d'antéversion utérine, sans érosion du col, sans catarrhe utérin ; flueurs blanches abondantes, traitées par les injections astringentes et les pilules de protoiodure de fer. Lasse de se soigner, la malade ne faisait plus rien depuis six mois, et se contentait de soins de propreté. — Application, pendant huit jours, d'un tampon de ouate imbibé de glycérolé de tannin, en ayant soin de ramener préalablement le col en avant. Les phénomènes signalés plus haut se manifestèrent, puis l'écoulement tarit, et des injections d'eau froide ont suffi pour assurer la guérison.

Obs. II. —Vaginite chronique, érosion du col, écoulement muco-purulent utérin. Vingt-huit ans. Traitement antérieur par les cautérisations de nitrate d'argent, les injections astringentes, les ferrugineux et l'eau de goudron. L'estomac, dit la malade, est fatigué de prendre des médicaments. Je lui prescrivis des bains électro-chimiques de Pennès trois fois par semaine, et pratiquai le pansement vaginal par le glycérolé de tannin; dès le troisième jour, les flueurs blanches diminuent, les érosions du col se cicatrisent, et l'écoulement utérin devient simplement muqueux. Dix jours après, je cessai le traitement, en conseillant de continuer les bains minéralisés et de faire des injections d'eau froide. La guérison ne s'est pas démentie.

Obs. III.— Vaginite chronique; antéversion utérine très-prononcée; lèvre antérieure très-développée, violacée; écoulement muqueux utérin. La malade fut obligée de porter la ceinture hypogastrique de Mme Girard. Trois bains électro-chimiques furent prescrits par semaine; chaque jour le col fut ramené en avant, puis un tampon de ouate chargé de glycérolé fut introduit en arrière du col. Un écoulement de sérosité considérable eut lieu chez cette malade, plusieurs serviettes furent traversées, mais nous eûmes fort à nous applaudir d'avoir persévéré dans ce moyen; non-seulement les flueurs blanches tarirent, mais nous vîmes la lèvre antérieure perdre de sa teinte violacée, se détendre et revenir presque à son volume normal. C'était là, certes, une amélioration que je ne prévoyais pas devoir être aussi prompte (quinze jours). La malade continue à faire des injections d'eau froide et porte encore sa ceinture, quoiqu'elle n'en sente pas, dit-elle, la nécessité.

Obs. IV. — Vaginite chronique ; granulations éparses à la partie supérieure et postérieure du vagin, ainsi qu'aux lèvres du col ; sécrétion muco-purulente de couleur verdâtre utérine et vaginale. Pansement avec le glycérolé de tannin, bains de Pennès. Guérison en trente jours.

Pour clore cet article, nous ne saurions mieux faire que d'invoquer le témoignage de M. Soupart, dont les résultats, comme on va le voir, sont absolument conformes aux nôtres. Nous citons textuellement l'exposé de sa pratique, rédigé par le docteur Victor Deneffe (*loc. cit.*) :

« Divers journaux scientifiques ont reproduit, il y a quelque temps, les résultats de l'application du glycérolé de tannin au traitement de la vaginite. Cette inflammation parfois si rebelle, M. Demarquay, au moyen de son spécifique, promet de la guérir radicalement après quatre ou cinq pansements. Nous savions trop au sein de quelles douces illusions vit tout novateur, pour ne pas accueillir avec quelque incrédulité le magnifique programme de M. Demarquay. Mais, disons-le vite, les expériences si concluantes que nous avons sous les yeux sont venues corroborer les assertions du savant praticien, et nous ont convaincu que l'emploi du glycérolé de tannin dans la vaginite devait prendre à juste titre le premier rang parmi les nombreux traitements institués contre une des affections les plus difficiles à guérir.

« Dans sa leçon du 6 janvier, M. le professeur Soupart, après avoir traité de l'emploi des astringents dans la vaginite, et de la lenteur de leurs effets, exposa les idées émises par M. Demarquay et fit placer à sa clinique sept femmes atteintes de vaginite à divers degrés d'acuïté, et chez six desquelles plusieurs modes de traitement avaient successivement échoué. Ces femmes furent soumises à l'application du glycérolé de tannin prescrit dans les proportions suivantes :

Glycérine.	30 gr.
Tannin.	15 gr.

« Les résultats de ce traitement ne se firent pas longtemps attendre ; nous allons successivement les exposer tels qu'ils se présentèrent chez les différents sujets :

« 1° Vaginite chronique durant depuis le 14 décembre 1859. Le 9 janvier 1860, on applique le glycérolé de tannin, et successivement les 11, 13, 16 et 18 du même mois. Le 19, la vaginite était guérie ; la sécrétion purulente était complétement tarie, il ne restait qu'une rougeur de la muqueuse vaginale, qui disparut bientôt par les injections d'eau de Goulard.

« 2° Vaginite durant depuis le 1er décembre 1859.

Le 9 janvier, on applique le glycérolé de tannin et successivement, le 11, le 13, le 16 du même mois. Le 13, l'amélioration est notable; le 16, la vaginite est très-légère, et le 18, toute sécrétion purulente a disparu, il ne reste qu'une légère rougeur que l'on combat par les injections d'eau de Goulard.

« 3° Vaginite durant depuis le 21 mai 1859, chez une femme qui accoucha dans le service de M. le professeur Soupart. Le 7 janvier, application du glycérolé de tannin; le 9, amélioration; le 11, la vaginite a presque disparu; 13... le 16, la vaginite est guérie. La muqueuse reste rouge, mais il n'y a plus de sécrétion purulente.

« 4° Une jeune fille de vingt ans, n'ayant jamais eu d'enfants, se présente avec un prolapsus de l'utérus, résultat de violences auxquelles elle a été soumise. Ce prolapsus s'accompagne de vaginite durant depuis le 30 décembre 1859; après quatre applications du glycérolé de tannin (du 9 au 13), la vaginite est guérie.

« 5° Chez une femme qui est entrée enceinte dans le service de M. le professeur Soupart, et y est accouchée, une vaginite durant depuis le 15 août 1859 est guérie après sept applications de glycérolé de tannin (du 9 au 20).

« 6° Vaginite durant depuis le 26 octobre 1859. Guérison après cinq applications de glycérolé de tannin (du 9 au 17 janvier).

« 7° Nous arrivons enfin à la dernière observation,

que nous considérons comme une des plus concluantes, car elle est recueillie sur une femme qui n'avait subi préalablement aucune espèce de traitement, et chez laquelle la vaginite était tellement intense, que le pus s'écoulait à travers la vulve.

« La vaginite durait depuis le 30 décembre 1859. Enceinte au huitième mois, cette femme fut visitée pour la première fois le 9 janvier, et l'on appliqua le glycérolé de tannin, qui fut continué le 11, le 13, le 16, le 18 et le 19. On constata à cette dernière époque une amélioration notable de l'affection. Le 20 et le 21, l'on insista sur le traitement, et le 22 la vaginite était guérie.

« Ainsi :

« Dans le premier cas, cinq applications du glycérolé de tannin en dix jours de traitement.

« Dans le deuxième cas, quatre applications en neuf jours.

« Dans le troisième cas, quatre applications en neuf jours.

« Dans le quatrième cas, quatre applications en quatre jours.

« Dans le cinquième cas, sept applications en douze jours.

« Dans le sixième cas, cinq applications en huit jours.

« Dans le septième cas, huit applications en treize jours.

« La durée du traitement pour chaque malade

présente donc une moyenne de neuf jours. Nous ne croyons pas qu'aucun autre mode de traitement ait donné des résultats aussi satisfaisants. Ces résultats, nous ne les commenterons pas; il suffit de les signaler pour faire apprécier toute leur importance et la valeur de la découverte de M. Demarquay.

« M. le professeur Soupart a modifié très-avantageusement le mode de pansement institué par M. Demarquay. Tandis que ce dernier bourre le vagin avec des tampons de ouate trempés dans le glycérolé de tannin, M. le docteur Soupart fait badigeonner les parties de ce canal à l'aide d'un pinceau enduit de cette substance. Un simple tampon placé à l'entrée de la vulve empêche qu'elle ne s'écoule. Cette modification nous paraît heureuse sous plusieurs rapports; elle rend d'abord moins dispendieux le mode de traitement institué par M. Demarquay, car les tampons absorbent une grande quantité de glycérolé. En badigeonnant les parois vaginales à l'aide d'un pinceau, on atteint plus sûrement et d'une manière plus uniforme tous les replis de la muqueuse. Enfin, à plusieurs reprises les femmes m'ont déclaré que ce mode de pansement était moins pénible pour elles que le tamponnement du vagin. »

En dépit de M. Deneffe, nous persistons à croire que le tamponnement, tel que nous le pratiquons et que nous l'avons décrit, est préférable au simple badigeonnage, qui ne peut avoir, quoi qu'on fasse, qu'une action de courte durée.

Du reste, après les développements que nous avons donnés sur le rôle des différents agents qui concourent à notre pansement, il est inutile d'entrer dans de nouvelles explications.

Le seul reproche que mérite le tamponnement au glycérolé tannique est celui d'être dispendieux. Or, c'est là une considération à laquelle on n'a pas l'habitude de s'arrêter en thérapeutique.

CHAPITRE IX.

DE LA GLYCÉRINE APPLIQUÉE AU TRAITEMENT DES MALADIES DE L'ANUS ET DU RECTUM.

Nous avons souvent employé la glycérine dans les maladies de l'anus et du rectum. Déjà nous en avons parlé dans les ulcérations chroniques de l'intestin rectum et dans la constipation. — Nous appellerons surtout l'attention sur cette substance dans le traitement des tumeurs hémorroïdaires enflammées ; dans ces cas, des cataplasmes tièdes bien arrosés de glycérine rendent de véritables services au malade. Si on lubrifie convenablement avec de la glycérine les hémorroïdes difficiles à réduire, on en obtient bien plus facilement la réduction. Dans le cas de fistules à l'anus, avec décollement considérable, surtout si le chirurgien a dû ouvrir un certain nombre de clapiers, les pansements à la glycérine sont excellents; elle excite et réveille la vitalité des tissus languissants et corrige les mauvais effets du décubitus dorsal.

On peut d'ailleurs, quand la plaie est languissante, appliquer un glycérolé d'amidon associé au tannin, au ratanhia, au sulfate de zinc ou de cuivre, en un mot, à un des modificateurs nombreux auxquels le chirurgien a recours dans ces conditions. Il y a encore aujourd'hui, dans mon service, un jeune homme opéré d'une fistule à l'anus considérable, chez lequel il est survenu un mauvais état de sa plaie; en peu de jours un glycérat au nitrate d'argent a changé l'aspect de la solution de continuité.

Les maladies spécifiques de l'anus si communes, comme les plaques muqueuses, sont promptement modifiées, si on joint au traitement général des lotions avec de l'eau coupée avec 1/4 ou 1/5 de chlorure de chaux, ainsi que l'a conseillé M. Ricord, et si on ajoute à ces lavages le pansement avec de la charpie enduite de la préparation suivante :

Glycérat d'amidon.	40 gr.
Précipité blanc.	1 gr.

Une maladie très-commune et que nous avons très-souvent à traiter en ville et à la Maison de santé, c'est la fissure à l'anus, contre laquelle MM. Blandin et J. Guérin ont institué une opération fort ingénieuse, que j'ai longuement décrite en 1845 dans les *Archives générales de médecine*, dans un mémoire intitulé : *De la Fissure à l'anus.* Cette opération, que j'ai eu souvent occasion de pratiquer, consiste dans la myotomie sous-muqueuse du sphincter anal. Depuis quelques années, les chirurgiens et nous-même avons plus souvent recours à la dilatation forcée. Cette pratique doit évidemment, grâce au chloroforme, être préférée dans la majorité des cas ; mais quand la fissure est accompagnée d'hémorroïdes volumineuses ou enflammées, je préfère encore recourir à la myotomie, qui n'expose pas, comme la dilatation forcée, dans ce cas particulier, aux hémorrhagies péri-anales et au phlegmon de cette région. La constipation qui accompagne généralement cet état est avantageusement combattue par des lavements faits avec une décoction de graines de lin additionnée de 30 à 60 grammes de glycérine. Lorsque la maladie n'est pas très-intense, il suffit quelquefois de faire prendre aux malades ces lavements pendant quelque temps pour améliorer leur état ; on peut joindre à l'usage de ces remèdes quotidiens l'application d'une des pommades suivantes, portées, soit à l'aide d'une mèche, soit à l'aide du doigt, dans la partie inférieure de l'intestin rectum :

Glycérolé d'amidon. . .	30 gr.
Extrait de ratanhia. . .	2 à 4 gr.

On peut remplacer le ratanhia par le sous-nitrate de bismuth.

Nous devons rappeler ici ce que nous avons déjà dit plus haut, à savoir : que M. le docteur Van Holsbeck guérit sans opération les fissures à l'anus par un glycérolé de tannin, qu'il applique matin et soir, au moyen d'une mèche plus ou moins volumineuse.

La guérison serait ainsi obtenue en quelques jours. M. Soupart, de Gand, suit la même pratique et avec le même succès. Nous nous proposons, à la première occasion, de faire l'essai de ce pansement, qui, s'il procure un effet curatif prompt et constant, modifiera beaucoup le traitement de la fissure à l'anus.

Ne connaissant pas les formules de MM. Van Holsbeck et Soupart, nous conseillons de faire les premières applications avec le glycérat suivant, sauf à augmenter plus tard la dose du tannin, si on le juge nécessaire :

Pr. Glycérat d'amidon . . . . 30 gr.
Tannin. . . . . 2 gr.

CHAPITRE X.

DE LA GLYCÉRINE APPLIQUÉE AU TRAITEMENT DE QUELQUES MALADIES INTERNES : SCROFULE, PHTHISIE, DÉRANGEMENTS INTESTINAUX, FIÈVRE TYPHOÏDE, DYSSENTERIE.

Nous réunissons dans un même chapitre ce que nous avons à dire sur les applications de la glycérine aux maladies internes. En effet, jusqu'à ce jour, ces applications sont infiniment restreintes. Il est bien entendu que nous ne regardons pas comme telles celles où la glycérine sert de véhicule au médicament, véritablement spécifique de la maladie à combattre.

En parlant du mode d'action de la glycérine, nous avons déjà dit quelques mots sur la manière dont elle agit lorsqu'elle est prise à l'intérieur. Il paraît résulter des expérimentations de MM. Crawcourt, de la Nouvelle-Orléans, et Lander-Lindsay, d'Édimbourg, qu'elle possède des propriétés nutritives qu'on aurait mises à profit, avec quelque succès, dans certaines débilitations constitutionnelles : la phthisie, la scrofule, les flux chroniques de l'intestin, etc.

Un médecin français, M. Jules Davasse, reprenant ces essais, a constaté quelques-uns des résultats annoncés par les médecins étrangers, mais à un degré beaucoup moins marqué que ces derniers. Il a reconnu que si la glycérine avait, dans certains cas, quelque pouvoir nutritif, ce pouvoir ne pouvait, en aucune façon, être assimilé à celui de l'huile de foie de morue.

La chimie nous enseigne, en effet, que la glycérine ne renferme aucun principe assimilable; et si l'on arrivait à reconnaître à cette substance des propriétés reconstituantes bien évidentes, il faudrait les attribuer à son action régulatrice des fonctions digestives et de la nutrition.

La glycérine n'a avec l'huile qu'une analogie physique éloignée; elle ne peut être utilisée à l'intérieur de même que les corps gras; et vouloir en faire, même après lui avoir ajouté un peu d'iode, un succédané de l'huile de foie de morue, est d'une prétention que rien ne justifie.

Quoi qu'il en soit, nous allons rapidement citer les faits observés par M. Davasse, et que nous trouvons consignés dans son travail (*Note de matière médicale et de thérapeutique sur la glycérine*, brochure grand in-8°, 1859).

La dose de la glycérine était en moyenne de 30 grammes par jour.

Deux des observations semblent témoigner en faveur de l'action régulatrice de la glycérine sur les fonctions digestives troublées.

Dans le premier cas, il s'agit d'un jeune enfant, convalescent d'une fièvre typhoïde grave récidivée, et réduit, par une gastro-entérite consécutive, à un état de marasme et de maigreur extrêmes.

Dans le second, la glycérine a été donnée à une petite fille très-délicate, sujette à une diarrhée habituelle.

Quatre autres faits paraissent confirmer l'action reconstituante de la glycérine.

Là, c'est un véritable état d'atrophie musculaire et graisseuse, consécutive au rachitisme, chez une jeune personne encore en traitement et qui est en voie d'amélioration.

Ici, ce sont deux enfants d'une constitution débile et énervée, et qui, sous l'influence de la glycérine, prennent de la force et du développement.

Enfin, grâce au même moyen, une jeune femme recouvre un embonpoint assez marqué après être tombée dans un amaigrissement considérable, à la suite d'un diabète aigu.

Ce sont là les cas les plus tranchés et les plus favorables.

Vient ensuite une observation de phthisie pulmonaire, avec pleurésie membraneuse ancienne et toux férine, chez une femme maigre, exténuée. L'état local n'a pas été modifié, cependant la toux s'est amendée et la constitution a paru s'améliorer un peu.

Dans les autres observations de phthisie pulmonaire, à quelque période que ce soit, M. Davasse n'a, à peu près, rien retiré de l'usage interne de la glycérine.

Il a vu aussi l'amaigrissement persister, en dépit d'un traitement de deux mois, chez un jeune garçon, vif, mobile, nerveux, très-vorace, et qui n'avait d'autre maladie que quelques vers intestinaux.

Enfin, chez une jeune fille de onze ans, vivant dans la misère, d'une constitution appauvrie, pâle, bouffie, exsangue, en quelque sorte, la glycérine seule, ou unie aux préparations ferrugineuses, n'a eu aucun succès.

Ces résultats sont trop peu tranchés pour devenir le point de départ d'un emploi général de la glycérine dans les cas que nous venons de passer en revue.

Nous croyons cependant qu'il serait bon d'essayer de nouveau l'action de ce médicament sur les dérangements intestinaux et aussi sur la fièvre typhoïde, surtout dans sa seconde période. Il nous semble que dans cette maladie la glycérine ne saurait que produire d'heureux effets, par ses propriétés laxatives, antiputrides et détersives.

M. Daudé, de Marvejols, l'a appliquée au traitement d'une autre maladie intestinale, la dyssenterie, et paraît s'en être bien trouvé, ainsi que le témoigne sa relation.

Chez un premier malade, il donna d'abord la glycérine en lavement. Il s'agissait d'un cas grave de dyssenterie, datant de quinze jours, présentant tous les symptômes d'ulcérations nombreuses dans le gros intestin. M. Daudé recourt à la glycérine, avec l'idée d'utiliser ses propriétés détersives et légèrement excitantes, contre une lésion qui s'accompagnait de besoins très-fréquents d'aller à la garde-robe, de selles sanguinolentes, écumeuses, quelquefois noirâtres et très-fétides, de coliques violentes, avec refroidissement considérable des extrémités et des membres inférieurs.

Il fait prendre deux lavements par jour, avec 30 grammes de glycérine dans 150 grammes de décoction de graine de lin. Après deux jours, il y a un amendement marqué : les douleurs sont diminuées et les matières ont un meilleur aspect ; le troisième jour, la constipation, qui avait persisté jusqu'alors, est remplacée par un écoulement très-abondant de matières jaunâtres, diarrhéiques, qui soulage le malade et le rend à la santé.

Encouragé par ce premier succès, M. Daudé employa la glycérine, à la fois en potion et en lavement, chez d'autres malades qui étaient au début de la dyssenterie, et il vit le mal enrayé par ce moyen. Chaque malade prenait matin et soir le lavement dont nous avons rapporté plus haut la formule, et dans la journée deux cuillerées par heure de la potion suivante :

Glycérine.	45 gr.
Eau de fleur d'oranger. } Eau. . . . . }	Q. S. pour 150 gr.

La potion était bue avec plaisir et bien supportée. Douze malades furent ainsi soignés et guéris. Il est vrai qu'à ce moment l'épidémie de dyssenterie était à sa fin.

Quoi qu'il en soit, ces résultats sont assez remarquables pour être pris en sérieuse considération. Ils confirment pleinement ce que nous avons dit des propriétés de la glycérine, qui, dans l'application présente, agit, ainsi que le fait remarquer M. Daudé, d'une manière efficace sur le gros intestin :

1° En délayant les matières fécales et modifiant l'inflammation de mauvaise nature localisée sur la muqueuse;

2° En détergeant les surfaces ulcérées et favorisant leur cicatrisation;

3° En s'opposant à la formation et au séjour des matières putrides, et en modifiant peut-être celles-ci, de manière à neutraliser leur action pernicieuse. (*Union médicale,* 1857.)

Nous touchons au terme de notre travail. Nous avons exposé, d'une manière aussi exacte que possible, l'état où en est actuellement la question de la glycérine. Depuis notre dernière publication, les progrès qu'elle a accomplis sont énormes. Cependant nous avons encore laissé en litige quelques points du plus haut intérêt; mais nous espérons qu'ils ne tarderont pas à être résolus par les recherches nombreuses que ce sujet fécond suscite de toute part.

CHAPITRE XI.

CONSOMMATION PROGRESSIVE DE LA GLYCÉRINE DANS LA PRATIQUE DES HOPITAUX ET DANS LA PRATIQUE CIVILE.

Nous venons de terminer ce que nous avions à dire sur la glycérine appliquée au traitement des maladies. En face de tous les services que rend ce médicament, que nous avons heureusement mis en honneur, nous voudrions voir son emploi se généraliser rapidement.

Déjà les chirurgiens et les médecins de l'assistance publique de Paris s'en servent tous les jours de plus en plus. Depuis deux ans surtout l'accroissement de sa consommation est devenu considérable, ainsi qu'on en jugera par le tableau suivant, qui donne les quantités de glycérine fournies chaque année par la pharmacie centrale des hôpitaux aux divers établissements qu'elle alimente. Nous empruntons ce tableau à la thèse déjà indiquée de M. Surun.

Quantités de glycérine fournies par la pharmacie centrale aux hôpitaux et hospices civils, bureaux de bienfaisance et prisons de la ville de Paris.

DATES.	HOPITAUX.	HOSPICES.	BUREAUX DE BIENFAISANCE.	PRISONS.
	kil. gr.	kil. gr.	kil. gr.	kil. gr.
1849......	» »	» »	» »	» »
1850......	0,115	» »	» »	» »
1851......	0,200	» »	» »	» »
1852......	0,300	» »	» »	» »
1853......	» »	» »	» »	» »
1854......	25,500	» »	» »	0,125
1855......	199,300	1,400	» »	1,350
1856......	893,500	35,700	1,300	12,945
1857......	642,500	19 »	10,700	1,750
1858......	592,500	20,500	18 »	8 »
1859......	856 »	27 »	17 »	11 »
1860......	1,060 »	28 »	72 »	10 »
1861......	1,435 »	35 »	70 »	29 »

Si on examine ce tableau au point de vue des influences qui ont pu agir sur la consommation, il est facile de se rendre compte de ses variations. Jusqu'en 1854, la glycérine n'existait pas, à proprement parler. En 1854, M. Cap publie son mémoire, la consommation s'élève à 25k,500. Vers la fin de 1855, je fais connaître les remarquables propriétés de la glycérine appliquée aux plaies, et l'année même le chiffre de consommation monte à 199k500 et à 893k500 en 1856. Les deux années suivantes, le chiffre s'abaisse, ce qui s'explique par le retentissement qu'on a donné à quelques insuccès causés par la mauvaise qualité du produit. En 1859 je publie mon mémoire sur la glycérine et ses applications, et la consommation remonte à 856 kilogrammes l'année même, et à 1,060 kilogrammes et 1,435 kilogrammes les années suivantes.

La même progression s'étant manifestée dans le débit des pharmacies de la ville, on doit conclure que la consommation de la glycérine est aujourd'hui représentée par un chiffre très-élevé.

Voici le relevé des registres de la pharmacie Mialhe et Grassi :

1859	1860	1861	1862 Neuf premiers mois.
48 kilog.	70 kilog.	82 kilog.	90 kilog.

En ajoutant à la consommation des trois premiers trimestres de cette année le tiers de cette consommation pour le dernier trimestre, c'est-à-dire 30 kilogrammes, nous arrivons au chiffre de 120 kilogrammes, qui sera probablement atteint.

FIN.

TABLE DES MATIERES.

DEUXIÈME PARTIE.

Histoire thérapeutique de la glycérine.

Pages.

FIN DE LA TABLE.

CHEZ LE MÊME LIBRAIRE

COMPENDIUM DE CHIRURGIE PRATIQUE

OU TRAITÉ COMPLET

des maladies chirurgicales et des opérations que ces maladies réclament

COMMENCÉ PAR **A. BÉRARD** ET **C. DENONVILLIERS**

CONTINUÉ, DEPUIS LA 8e LIVRAISON, PAR MM.

C. DENONVILLIERS
Inspecteur général de l'enseignement supérieur pour l'ordre de la médecine professeur de pathologie externe à la Faculté de médecine de Paris, chirurgien de l'hôpital Saint-Louis.

L. GOSSELIN
Professeur de pathologie externe à la Faculté de médecine de Paris, chirurgien de l'hôpital de la Pitié.

ET, A COMPTER DE LA 16e LIVRAISON, AVEC LA COLLABORATION DE MM.

FOUCHER, RICHET et VERNEUIL
Professeurs agrégés à la Faculté de médecine de Paris et chirurgiens des hôpitaux;

F. GUYON, LÉON LE FORT et P. TILLAUX
Prosecteurs de la Faculté de médecine de Paris.

Mode de publication

Le *Compendium de chirurgie pratique* se publie par livraisons de 160 pages de texte, format grand in-8°, équivalant à 25 feuilles imprimées en caractères ordinaires et de format in-8°, c'est-à-dire à 400 pages d'impression; les livraisons, au nombre de vingt-cinq, formeront cinq volumes grand in-8°, imprimés sur deux colonnes.

Le prix de chaque livraison est fixé à 3 fr. 50 c.

LES QUINZE PREMIÈRES LIVRAISONS SONT EN VENTE.

La seizième livraison est sous presse.

Les matières contenues dans les quinze premières livraisons, ou trois premiers volumes de cet important ouvrage sont :

Diagnostic chirurgical, opérations et pansements, petite chirurgie, inflammation, abcès, gangrène, brûlures et congélation, plaies et leurs accidents, rage, morve, cicatrices, ulcères, fistules, kystes, tumeurs érectiles, cancer, corps étrangers, déviations organiques, maladies du tissu cellulaire, des membranes séreuses, de la peau, des artères, des veines, du système lymphatique, des nerfs, des muscles et de leurs dépendances, des os, des articulations, savoir : plaies, arthrite aiguë, arthrite chronique, hydarthrose, tumeurs blanches, ankylose, corps étrangers; les opérations qui se pratiquent sur les os et les articulations, les amputations en général, précédées de la description des inhalations d'éther et de chloroforme, les résections en général; les maladies du crâne, comprenant les tumeurs, les contusions, les plaies, les fractures, les lésions traumatiques du cerveau, le trépan; les anévrysmes, varices artérielles, tumeurs érectiles et tumeurs enkystées du crâne, le céphalæmatome, les tumeurs fongueuses de la dure-mère, du crâne et du cerveau; les maladies du rachis, savoir : fractures et luxations des vertèbres, les lésions traumatiques de la moelle, le mal vertébral de Pott, les abcès par congestion, l'arthrite, les tumeurs blanches et les déviations du rachis; les maladies de la face, savoir : l'autoplastie en général, les maladies du nez et la rhinoplastie; les maladies des fosses nasales; les maladies des sinus frontaux et maxillaires; les maladies des yeux, les maladies des oreilles, les maladies de la bouche et de ses dépendances.

Paris. — Typographie Hennuyer, rue du Boulevard, 7.

www.ingramcontent.com/pod-product-compliance
Ingram Content Group UK Ltd.
Pitfield, Milton Keynes, MK11 3LW, UK
UKHW021101230726
13926UKWH00004B/1969